AF586115

DE LA PHARMACIE

PAR LE MÊME :

Recherches historiques sur les Exutoires. In-8°.

Paris. — Imprimé chez Bonaventure et Ducessois
55, quai des Augustins.

DE
LA PHARMACIE

PAR

M. FUMOUZE

Pharmacien,
Président honoraire de la Société de prévoyance
des Pharmaciens de Paris,
Membre honoraire de la Société impériale pharmaceutique
de Saint-Pétersbourg, etc.

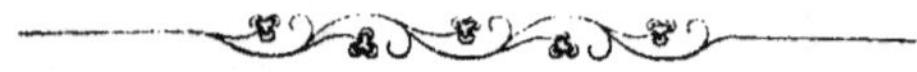

PARIS
F. CHAMEROT, LIBRAIRE ÉDITEUR,
RUE DU JARDINET, 13.

1863

PRÉFACE.

La loi de germinal an XI règle l'exercice de la pharmacie en France.

Bien qu'elle ait été modifiée, à diverses reprises, dans plusieurs de ses dispositions, elle laisse encore beaucoup à désirer; mais une révision générale et bien entendue en ferait une excellente loi, tant au point de vue de la santé publique que du pharmacien lui-même.

Quelques esprits téméraires voudraient une législation toute neuve, c'est-à-dire l'inconnu. D'autres, et je suis du nombre, pensent que lorsque la jurisprudence s'est lentement formée, montrant clairement le fort et le faible d'une loi, il vaut mieux restaurer que démolir pour réédifier au hasard.

C'est dans cette pensée que je groupe aujourd'hui quelques articles sur la pharmacie, publiés à différentes époques, après les avoir soigneusement revus et corrigés.

Au cours de ma longue carrière, j'ai toujours défendu, avec une entière conviction, nos libertés professionnelles; et lors même que j'ai eu à lutter contre des tendances contraires, il m'a été facile de conserver les sentiments d'une parfaite confraternité.

A défaut d'autre mérite, qu'il me soit permis d'invoquer celui-ci avant d'entrer en matière.

DE LA PHARMACIE

I

DE LA PHARMACIE JUSQU'EN 1790.

Dans les temps les plus reculés, on trouve l'existence d'une espèce d'hommes passant leur vie dans la recherche des *substances* qui peuvent soulager la douleur; les uns, s'adressant à la nature, lui demandant ses secrets, garnissaient leurs boutiques d'insectes, de plantes et de reptiles hideux, qu'ils avaient recueillis dans la solitude des champs, aux mystères de la nuit; d'autres se contentaient de vendre les épices, les parfums, quelques drogues bien connues: et ceux-ci, calmes et placides, n'inspiraient pas l'effroi dont se servaient habilement les premiers pour débiter leurs monstrueux amalgames.

Une troisième classe de marchands de drogues, qu'on appelait *pharmacopolæ,* faisait concurrence aux deux premières, et semblait avoir le pas sur elles. Les *pharmacopolæ,* en effet, broyaient les drogues et les combinaient, tant à l'usage des médecins que des peintres et parfumeurs.

On comprend que, petit à petit, ces trois branches de *pharmaceutæ* se soient confondues, pour faire place à la pharmacie moderne. Toutefois, les médecins de Rome passaient pour peu instruits en matière médicale : « Les médecins, dit Pline, ne connaissent pas la composition des remèdes qu'ils prescrivent, et les emploient sur la *bonne foi* de marchands avides et ignorants. »

Disons cependant que, chez les Arabes, la médecine et la pharmacie ne furent point abandonnées aux mains de l'ignorance et de la rapine. Les écoles de Bagdad et d'Alexandrie eurent un lustre mérité; les califes établirent les premières pharmacies et donnèrent un grand développement à la construction des hôpitaux, *pour favoriser l'étude de l'art de guérir.*

Et, s'il est vrai que les alchimistes du moyen âge se soient surtout préoccupés de la transmutation des métaux et de la recherche de la pierre philosophale, les Arabes nous ont cependant laissé des travaux étendus sur l'invention de l'alambic, pour distiller et analyser les remèdes et les parfums. Dès le VIIIe siècle, ils se servaient de préparations mercurielles.

C'est encore chez eux que nous trouvons le catalogue le plus volumineux des plantes diverses, et les premiers livres où sont réunies les formules pour la préparation des médicaments.

De chez les Arabes, l'étude de la médecine et de la pharmacie se répandit dans l'Italie méridionale et gagna insensiblement les peuples voisins.

Nul ne pouvait, au XIIIe siècle, exercer la pharmacie dans le royaume de Naples, sans avoir été examiné et autorisé par la faculté de médecine de Salerne. Le *nombre* des pharmacies, le *prix* de certaines drogues étaient fixés d'avance.

Pendant que les écoles arabes florissaient dans quelques provinces, le reste de l'Europe restait dans l'ignorance, et tirait ses médicaments de l'Espagne et de l'Italie. Enfin, la science marchant, le XVe siècle vit le premier apothicaire établi à Halle.

En France, les apothicaires furent longtemps confondus dans la corporation des épiciers, droguistes et herboristes. Avant 1789, il y avait encore confusion dans les lois qui régissaient le corps des apothicaires. Mais la France, divisée en provinces qui avaient *chacune* leurs coutumes, recevait déjà l'impulsion de Paris, ville populeuse, où résidaient d'ordinaire la cour et les premiers corps de l'État. Ce sont les ordonnances rendues pour les apothicaires de Paris qui ont formé le noyau des lois et règlements de notre époque.

Parmi tous ces écrits, les règles posées pour établir la prépondérance du médecin sur l'apothicaire sont sensibles, notamment dans les ordonnances de mai 1313 et décembre 1352; mais il est à remarquer que les médecins, pour arriver à leurs fins, *donnent à entendre que leur prétention nouvelle n'est qu'un vieux droit tombé en désuétude;* de ces vieux droits, nul vestige.

Une ordonnance du roi Jean (1352) prescrit les visites annuelles des pharmacies et de sages mesures pour assurer la qualité et la bonne préparation des médicaments, parce que, y est-il dit, par convoitise ou ignorance, *on administre des médicaments vieillis ou aultres,* ce qui produit et pourrait produire à l'avenir *plusieurs esclandres et inconvénients*. Dans cette ordonnance se trouve un article ainsi conçu :

« Les herbiers de la ville et suburbes (faubourgs) jureront d'administrer bien et loyalement... selon l'ordonnance du **PHISICIEN** (médecin), qui escrira. »—Plus loin viennent de nombreuses précautions pour empêcher l'exercice de la pharmacie et de la médecine par d'autres que des hommes autorisés. Le même roi impose aux apothicaires un serment d'honneur,— qu'ils feront loyalement leur métier, et auront leur livre, qu'on appelle *Antidotaire Nicolas*. — N'est-ce pas ici le germe du *Codex?* Il existait alors des apothicaires fort incultes, car l'ordonnance du roi Jean défend la continuation de leur exercice à *ceux qui ne savent pas lire leurs recettes, dispenser et confire*.

En 1467, Louis XI organisant une sorte de *garde nationale* dans la ville de Paris, ville *qu'il aimait le plus au monde*, on remarqua la bannière resplendissante des *apothicaires* et épiciers.

En août 1484, Charles VIII rendit une ordonnance qui résumait, pour ainsi dire, tout ce qui avait été précédemment édicté, y ajoutant l'obligation absolue pour tous les hommes qui aspirent à la maîtrise d'un métier, de faire un chef-d'œuvre, notamment pour être apothicaire; afin qu'on ne puisse mettre avec les drogues des *semences indues*, *non pertinantes et dangereuses.*

Une clause remarquable de cette ordonnance est ainsi conçue : « Dores et avant défense est faite à tout espicier de *se* mêler de faict et vacation d'apothicairerie, *soubs ombre* d'avoir serviteur apothicaire, si ledit espicier n'est lui-même apothicaire, etc. »

Ainsi Charles VIII avait tranché la difficulté, si débattue de nos jours, des *prête-noms.*

C'est également cette ordonnance qui sépare les métiers d'épicier et d'apothicaire, tout en les conservant dans la même corporation. On voit déjà l'apothicaire prenant *rang* par la science dont il doit faire preuve et *examen.*

En juin 1514, Louis XII précise encore mieux le sujet, parce que, dit-il, « qui est espicier n'est pas apothicaire, et qui est apothicaire est espicier. » L'apothicairerie consiste en un *grand art et science, expérience et connaissance des drogues entrant au corps humain.*

On peut rapporter à cette ordonnance une sage disposition, trop longtemps laissée dans l'oubli, qui impose aux *aspirants apothicaires* l'obligation, avant d'entrer en apprentissage, de subir un examen sur la *grammaire et le latin.*

Une autre clause autorise les veuves d'apothicaires *en viduité* à tenir boutique, à la charge d'avoir un bon serviteur, expert, examiné et approuvé.

L'ordonnance de 1638 impose des obligations nouvelles aux apothicaires, dans l'intérêt de la bonne composition des drogues, et pour empêcher que *d'autres* qu'apothicaires pussent les préparer et vendre. Désormais nul ne pourra être reçu apothicaire, s'il n'est *originaire français* ou *naturalisé.*

Quelques avantages sont édictés en faveur des fils des maîtres apothicaires.

Mais, répétons-le, dans tous ces édits, les apothicaires sont soumis à la suprématie des médecins. Définitivement organisés en corps particulier, on les voit désormais entre deux écueils : d'une part, la pression du médecin, qui domine; d'autre part, le simple épicier, qui voudrait empiéter sur ses droits et priviléges. Et, si l'on tient compte de l'espèce de connexion qui a si longtemps existé entre l'épicerie et l'apothicairerie, on ne pourra être surpris de cette rivalité. Bientôt on comptera dans la pharmacie des hommes illustres, qui la placeront au niveau de la médecine; mais alors encore celle-ci abandonnera difficilement l'espèce de tutelle à laquelle elle tient comme à un droit héréditaire. Ce sera, entre l'apothicaire et le médecin, la lutte de l'épicier contre l'apothicaire.

La pharmacie étant organisée en corps spécial, une ordonnance de 1631 décide que quatre docteurs en médecine feront la visite annuelle des pharmacies. Ces docteurs seront « les deux professeurs en *pharmacie* et leurs deux adjoints. » A cette époque, l'école de médecine était aussi école de pharmacie.

En 1642, les pharmaciens comptaient dans la maison du roi, de la reine, de Monsieur. Ils sont assimilés aux *officiers d'artillerie*, pour le rang où ils seront tenus. Leur titre de *commensaux* du roi leur donnant une certaine célébrité fâcheuse aux intérêts des autres pharmaciens, ceux-ci s'en plaignirent amèrement. De là, discussions, disputes fort aigres, jusqu'en 1777, époque où une déclaration royale établit l'égalité de tous les *maîtres* apothicaires, et forme le *collége* de pharmacie. « Nous avons considéré, dit le roi, *que la pharmacie est une des branches de la médecine.* Les maîtres en pharmacie ne pourront, à l'avenir, *cumuler* l'exercice de l'épicerie. Ils ne pourront distribuer l'arsenic, le réalgar, le sublimé et autres drogues réputées *poisons, si ce n'est à des personnes connues et domiciliées,* etc.[1]. »

La pharmacie entre ici dans une phase nouvelle : désormais, elle s'appartient en propre, et, si la médecine veut encore lui faire sentir sa prépondérance, on voit le collége entier se révolter et établir ses droits, basés sur sa science autant que sur des édits. Le temps n'est plus où la pharmacie marchait côte à côte avec l'épicerie. Celle-

---

[1] Ainsi, au fur et à mesure que la position scientifique et sociale du pharmacien s'élève, on lui enlève une branche de ses bénéfices ; on lui impose une plus sévère responsabilité. *Qui est apothicaire est épicier, mais qui est épicier n'est pas apothicaire* (Louis XII, juin 1514) ; l'apothicaire avait ainsi honneur et profit. L'ordonnance de 1777, titre IV, enlève aux pharmaciens le cumul des professions ; l'art. 32 de la loi de germinal an XI maintient cette prohibition, inutile selon moi, au point de vue de la santé publique, et préjudiciable aux intérêts de beaucoup de pharmaciens exerçant dans de petites localités.

ci a enfin senti la distance qui la sépare de sa savante sœur.

Les statuts du collége de pharmacie ne lui furent délivrés qu'en 1780. L'article 1er fixe à vingt-cinq ans l'âge des aspirants à la maîtrise. Viennent ensuite les formalités de toute nature et le mode d'examen qui devra être suivi à l'avenir.

L'un des considérants est bon à signaler particulièrement : « Nous avons reconnu, dit le roi, que ces dispositions sont conformes à nos vues *pour le progrès d'un art aussi intéressant pour l'humanité.* »

On le voit, chaque règne élève la condition sociale du pharmacien, en raison des services que la profession rend à l'humanité.

Les événements de 1789 trouveront le collége de pharmacie parfaitement organisé, quoique de fréquentes querelles avec les médecins et même avec les épiciers viennent encore troubler la quiétude des maîtres.

Dès ce moment, la pharmacie tient à la science autant qu'au commerce. C'est une profession mixte, et nous voyons partout la part du savant et du commerçant. S'il est vrai que des difficultés se soient présentées à l'œil du législateur touchant cette dualité, il faut reconnaître que la science n'a rien perdu en s'alliant à l'une des branches qui constituent la richesse du pays. Le *commerce intelligent* des médicaments demande des études approfondies et compliquées, qui donnent au pharmacien une place à part dans la société.

II

DE LA PHARMACIE

JUSQU'A LA LOI DE GERMINAL AN XI.

Dans le précédent chapitre, j'ai tracé, le plus succinctement qu'il m'a été possible, l'histoire de la pharmacie jusqu'aux événements de 1789.

Cette analyse historique, analyse puisée dans les auteurs les plus estimés, m'a paru indispensable pour indiquer le but que je poursuis, à savoir :

1° Accès progressif aux plus hautes positions scientifiques par le corps pharmaceutique; 2° législation protectrice, élevant graduellement le niveau de la pharmacie, et la dégageant du commerce simple des herbes et des épices; 3° enfin, égalité complète entre la médecine et la pharmacie, le jour où celle-ci a su prendre sa place parmi les professions libérales.

Poursuivons.

On a vu les querelles des médecins et des pharmaciens prendre leur source dans la suprématie que les premiers s'arrogeaient. Cette suprématie irritait profondément les somnités du corps pharmaceutique. Mais, à dire vrai, si les dédains de la médecine furent quelquefois exagérés, souvent aussi le droit et la raison étaient pour elle. On ne saurait, en effet, oublier que, pendant les ténèbres du moyen âge, la médecine sut conserver sa juste réputation de corps savant, tandis que la pharmacie restait, pour ainsi dire, à l'état de métier manuel; mais la pharmacie se releva noblement de cette vassalité, par l'illustration que quelques-uns de ses membres ont acquise dans les sciences.

Et lorsque la Révolution de 1789 brisa l'arbre de la vieille société, ce grand mouvement trouva debout le collége de pharmacie de Paris qui avait pris rang dans le monde par de hauts services, et distribuait la science à de nombreux élèves.

Dès cette époque, l'art de la pharmacie se débarrassait des monstrueux amalgames qui avaient si longtemps rempli les officines de nos pères. La chimie, ardemment poursuivie par les pharmaciens, ne permettait plus ces mélanges de drogues, qui souvent se combattaient les unes les autres ; un remède n'était plus réputé bon, parce qu'il était composé de nombreux éléments ; on le disséquait pièce à pièce, pour le débarrasser de ses inutilités et ne lui conserver que ce qui était actif, utile, bienfaisant, connu.

Embrassant tous les règnes de la nature, la chimie faisait la lumière à pas de géant, là où tout était naguère obscurité ; une foule de savants de premier ordre éclairaient toutes les parties de la science.

Chaptal, comme médecin, se fit remarquer par la profondeur de ses pensées philosophiques, qui le mirent en grande liaison avec Cabanis, Delille et Fontanes. Mais il s'illustra bien davantage par ses nombreux travaux de chimie, et par l'éclat dont il entoura la chaire qu'il occupait à la faculté de Montpellier.

Fourcroy, cet habile organisateur des écoles et des lycées, aurait peut-être laissé son nom perdu dans les cartons ministériels, si ses travaux en chimie ne le classaient parmi les plus illustres de son époque.

Lavoisier, le plus grand de tous, est à peu près inconnu comme astronome ou botaniste, et cependant il excella dans ces sciences. Mais on le voit, à vingt ans, remporter un prix de chimie proposé par l'Académie. Peu après, il porta les plus rudes coups à l'existence du phlogistique, admis par Becher, Stahl et leurs nombreux adeptes; préludant ainsi à ce grand et magique mouvement qu'il imprima à la chimie. Hélas! dans ses terribles égarements, la hache révolutionnaire frappa ce sublime génie, et fit le deuil dans la science.

Ce n'est pas sans intention que j'ai prononcé ces noms ici; ils me servent bien naturellement pour établir la corrélation qui existe entre la chimie, la médecine et la pharmacie, en ce sens que ces branches de l'art de guérir peuvent également s'enorgueillir des travaux de ces savants illustres.

J'ai dit qu'en 1514, un *arrêté* imposait aux jeunes gens qui voulaient entrer en apprentissage l'obligation de passer un examen sur la *grammaire* et le *latin*. J'aurais dû ajouter qu'en 1638 une ordonnance du roi leur enjoignait de passer brevet d'*apprentissage par-devant notaire*.

On comprend difficilement comment il était possible de remplir toutes ces conditions, lorsqu'on sait que les apprentis avaient habituellement de douze à quatorze ans, au début, et pouvaient être (avant 1780) reçus pharmaciens à vingt-deux ans. La langue latine, de nos jours, est rarement l'apanage des enfants de douze ans, et c'est peut-être à l'impossibilité de se conformer aux règlements, que nous devons le déplorable oubli où ils furent bientôt laissés.

Cependant l'ordonnance de 1777, complétée par celle de 1780, impose toujours aux élèves l'obligation de *justifier* de leur connaissance *suffisante* en langue latine.

Peu après, une ordonnance de police du 23 avril 1783 détermine la discipline des élèves, les égards qu'ils doivent aux maîtres, et la surveillance paternelle à laquelle ils seront soumis.

Ces diverses ordonnances établissent *que la pharmacie est une des branches de la médecine ;* que de toutes les professions qui s'exercent à Paris, il n'en est pas *qui intéresse autant la sûreté des citoyens que celle de la pharmacie*, etc., etc. La pharmacie joue enfin un rôle important, que nous verrons grandir rapidement.

En 1791, le comité de salubrité demande aux directoires des 83 départements des renseignements sur l'état de l'*art de guérir*, et les abus qui s'y sont introduits. « Il importe essentiellement, dit son président, de régénérer toutes les branches d'un art si bienfaisant entre les mains des hommes instruits, si meurtrier entre les mains des ignorants. »

Le comité voulait connaître comment s'opérait la répartition des secours médicaux, le nombre des médecins, chirurgiens et pharmaciens, afin de décider s'il convenait d'en *augmenter* ou d'en *diminuer* le nombre.

Ainsi, après 1789, les lois et règlements sur la médecine et la pharmacie ne forment plus qu'un même corps aux yeux des chefs de l'État; les deux branches de l'*art de guérir* sont réunies dans les mêmes pensées, les mêmes arrêtés, le même avenir.

Un décret du 2 mars 1791, sur la suppression des maîtrises et jurandes, remplacées par des patentes, donna lieu à un étrange abus. Plusieurs personnes, interprétant l'article 2 à leur profit, prirent *patente* et ouvrirent boutique de pharmacien, sans être porteurs de diplôme.

Mais le mal fut promptement arrêté. Dès le 17 avril, l'Assemblée nationale avait rendu un décret qui obligea *provisoirement* tous ces intrus à cesser leur dangereux commerce, l'exercice de la pharmacie ne pouvant être confié qu'à des hommes reçus *selon les statuts et règlements de la profession* [1].

Cet état de choses dura jusqu'au 3 décembre 1796 (12 frimaire an V); mais je ne puis passer sous silence les plaintes adressées le 28 mai 1793, par les prévôts, aux administrateurs du département de la Seine, sur les désordres auxquels donnaient lieu la fausse interprétation des mots *liberté de commerce*. On voit et l'on comprend, qu'à cette époque de suprême exaltation, le bruit des armes, le tumulte de la rue, la nécessité de défendre la patrie, avaient pu rendre l'autorité

---

1 Je dis *provisoirement*, parce que l'Assemblée nationale n'entendait pas conserver indéfiniment la législation ancienne, puisqu'elle termine ainsi le paragraphe 1er de son décret : *jusqu'à ce que, sur le rapport qui lui en sera fait, elle ait statué définitivement à cet égard*. La loi de germinal an XI semble donc avoir annulé tous les régimes du passé; le grand niveau de 89 n'avait-il pas réduit à néant les corporations, les jurandes, les maîtrises, incompatibles avec le règne de la liberté? Cependant les opinions sont partagées et des arrêts contradictoires tiennent les esprits dans l'indécision.

tolérante au delà de ce qu'aurait demandé le besoin du service médical.

En 1796, le bureau central chargé de la police considérant que, suivant la constitution, la loi surveille particulièrement les professions qui intéressent les mœurs, la sûreté et la *santé des citoyens*, rend un arrêté qui vient clore cette législation intermédiaire, en séparant plus résolûment que par le passé, de l'exercice de la pharmacie, les droits des épiciers à faire le commerce en gros des drogues simples, sans pouvoir en vendre *au poids médicinal*, mais seulement *au poids de commerce*. C'est la première fois que nous voyons les mots génériques : *poids médicinal.*

Ce même arrêté oblige le prévôt du collége de pharmacie à remettre au bureau central les noms, demeures et qualités de tous les membres du collége (le collége se composait de tous les pharmaciens de Paris *seulement*; ce n'est que le 23 février 1801, que les pharmaciens de tout le département de la Seine y furent compris), ainsi que la date de la réception, à *l'effet d'être inscrits sur un tableau qui sera dressé*. C'est le premier exemple d'un tableau général des pharmaciens exerçants.

Enfin le bureau central, récapitulant et rassemblant en un faisceau toutes les lois et ordonnances des temps passés, en édicte un résumé fidèle qui devra désormais être seul observé.

Il y a une certaine opportunité à mentionner une délibération de l'assemblée générale du collége de pharmacie (6 décembre 1801), relative aux remèdes secrets. Il paraît qu'à cette époque on se plaignait déjà du grand abus que l'on faisait des annonces fallacieuses, auxquelles prenaient part les pharmaciens établis, vantant *outre mesure* l'infaillibilité de leurs remèdes secrets.

Le collége s'érige en censeur sévère, et désormais aucune annonce ne pourra être faite par un pharmacien, si elle n'est *approuvée par le comité*. On peut dire que le collége de pharmacie s'était octroyé de lui-même, en quelque sorte, une mission qui n'est pas sans quelque analogie avec celle dont le gouvernement a investi de nos jours l'Académie de médecine.

Ici se termine ce que j'avais à dire touchant la législation pharmaceutique avant la promulgation de la loi du 21 germinal an XI.

J'ai consciencieusement rapporté ce qui m'a paru le plus remarquable, cherchant particulièrement, je l'avoue, *les points qui marquaient l'éléva-*

tion graduelle de la pharmacie, en raison des services que celle-ci rendait à la société.

but poursuivi me fera pardonner, je l'espère, ces développements rétrospectifs; j'ai cru utile de les grouper au début de mon travail, parce que, à moins de circonstances particulières, le pharmacien se livre rarement à la recherche des anciens édits, lois, règlements et arrêtés; *vieux monuments* tombés dans l'oubli, mais qui ne manquent pas d'intérêt.

III

DE LA PHARMACIE

APRÈS LA LOI DE GERMINAL AN XI.

La loi du 11 avril 1803 (21 germinal an XI) est connue de tous. Elle a soulevé de nombreuses discussions, dans lesquelles on me paraît avoir trop souvent oublié combien nous avons grandi sous son empire.

La loi du 21 germinal an XI débarrassa le terrain de toutes les obscurités inséparables de cette époque de transition. Par ses travaux soutenus, la pharmacie ayant définitivement pris rang parmi les corps savants, le vaste génie qui tenait alors les rênes de l'État ne pouvait laisser en vigueur une législation surannée, qui ne répondait à au-

2.

cune des exigences d'une profession essentiellement libérale. La loi de germinal fut donc le complément indispensable de celle qui réglait déjà depuis quelque temps l'exercice de la médecine.

On ne saurait trop méditer l'exposé des motifs présenté au Corps législatif par l'illustre Fourcroy : « Il faut, disait-il, que chacun ne fasse que ce qu'il sait faire, dans des *professions* et des *commerces* qui intéressent la santé et la vie. » Ainsi, dans la pensée des législateurs de l'an XI, la pharmacie était bien à la fois *science et commerce*.

« Le collége de pharmacie de Paris, disait au Tribunat le rapporteur Carret, est devenu l'émule de la faculté de médecine; je ne m'étendrai pas sur les bienfaits que lui doit l'art de guérir : je dirai seulement qu'il est resté debout au milieu des ruines, et, tandis que la patrie était en lambeaux, les monuments du génie renversés, les pharmaciens de Paris s'assemblaient paisiblement pour se communiquer leurs lumières. »

Plus loin il ajoute : « Comme la médecine et la pharmacie sont sœurs, les écoles de l'une et de l'autre seront placées dans les mêmes villes, *afin qu'elles puissent se prêter mutuellement le secours de leurs lumières.* »

La loi de germinal an XI organisa d'abord l'enseignement de la pharmacie.

Après sa promulgation, trois écoles de pharmacie furent établies : à Paris, à Montpellier et à Strasbourg, avec mission d'ouvrir *trois cours au moins*, le premier sur la botanique et l'histoire naturelle des médicaments, les deux autres sur la pharmacie et la chimie. Il y a loin de l'organisation primitive à celle d'aujourd'hui ! Et cependant, le programme des fondateurs parut trop lourd en certains lieux; car une ordonnance royale, du 28 novembre 1835, nous apprend que l'école de Strasbourg n'existait encore que sur le papier, « les professeurs bornant leurs fonctions à examiner des candidats et à visiter des pharmacies, de telle sorte que l'école n'est, en réalité, qu'un jury de réception. » L'ordonnance lui donna la vie qui lui manquait, en désignant les professeurs titulaires et leurs suppléants pour les cours spécifiés.

Il est sans intérêt de suivre l'ordre d'annexion des chaires nouvelles à celles de fondation : il suffit de savoir que la physique, la minéralogie, la toxicologie, etc., ont eu tour à tour leurs savants interprètes dans nos écoles. De vastes laboratoires, dits *écoles pratiques*, appellent la jeunesse studieuse par le concours, et l'habituent aux manipulations difficiles et aux analyses chimiques les plus délicates.

A voir les écoles de pharmacie ajouter ainsi chaque jour à leur programme les éléments les plus solides; en considérant que les élèves des écoles de pharmacie, de même que ceux des écoles de médecine, doivent tout d'abord prendre le diplôme de bachelier; en suivant, enfin, le mouvement qui a si sensiblement rapproché le pharmacien du médecin, il est permis de penser que le moment n'est pas éloigné *où les écoles de médecine et de pharmacie seront réunies en un seul et même corps enseignant*. Des études communes initieront tous les élèves aux principes généraux des deux professions, jusqu'au jour où, une bifurcation s'établissant, comme cela se pratique dans nos lycées pour les sciences et les lettres, chacun se livrera plus spécialement aux études de la profession qu'il aura en vue. Ce que nous disons ici n'est point une témérité d'utopiste; au besoin, nous trouverions des arguments pour étayer ce principe.

Mais revenons à la loi de germinal an XI.

La préparation de cette loi fournit l'occasion d'examiner à fond toutes les grandes questions qui intéressent le pharmacien.

Celle de la limitation eut alors, comme aujourd'hui, ses prôneurs et ses adversaires. Voici comment on en parlait au Tribunat sous le gouvernement du premier consul :

« On a dit que la foule d'élèves nuira aux progrès de l'art et qu'il conviendrait peut-être de *déterminer le nombre des pharmaciens dans les villes et les campagnes,* afin qu'ils ne soient pas tentés de vendre des médicaments détériorés ou mal préparés. Mais cette objection s'évanouit devant cette observation générale : *les produits de l'industrie tendent toujours à se mettre en équilibre avec les besoins.* » — Si les auteurs de la loi de germinal an XI s'étaient toujours inspirés d'un pareil esprit, nous serions loin d'en demander la révision. Mais, s'il est vrai que cette loi a satisfait aux besoins du temps et que sa promulgation a été pour la pharmacie la date d'une ère nouvelle, plusieurs des articles qu'elle a consacrés ont cependant été l'origine d'une foule d'entraves apportées à l'exercice professionnel. Les art. 32 et 36 de la loi de germinal an XI sont certainement ceux qui ont suscité le plus d'embarras aux *pharmaciens exerçants*.

Le premier impose d'abord au praticien l'obligation de se conformer au *Codex :* il faut, en effet, de l'unité dans les remèdes. Mais est-ce à dire qu'il soit interdit de *manipuler* autrement que ne le veut le *Codex?* A côté du code, il y a les lois, ordonnances et arrêts de la justice. Le code est la règle générale, les interprétations et additions viennent ensuite.

L'Académie nous donne, de loin en loin, un dictionnaire officiel : chaque édition est enrichie d'une foule de mots nouveaux, qui ont pénétré petit à petit dans le langage, dans les mœurs, *hasardés* qu'ils furent par les esprits inventeurs : poëtes, historiens, journalistes, romanciers, légion fine et brillante, qui commence aux Commines, aux Rabelais, passe par Montaigne, nous arrive par Voltaire, Bossuet, Molière et mille autres, pour former cette langue facile et élégante qui, un peu plus tôt, un peu plus tard, sera celle du monde. Combien d'expressions, conspuées à leur naissance, ont, de nos jours, pris rang de bourgeoisie et se sont alignées dans le travail académique, après avoir reçu la sanction de l'*usage*.

De même, les chercheurs de la pharmacie inventent ou trouvent des combinaisons nouvelles, améliorent les anciennes, poursuivent le but par des routes opposées ; rassemblant leurs travaux et ceux des autres, faisant un tout homogène des idées éparses et ingénieuses, contrôlant, commentant, discutant et groupant tout ce qu'il y a de neuf et d'utile.

Or, si nous comparons le vieux *Codex*, les vieilles pharmacopées, avec ces mêmes ouvrages tels que nous les avons aujourd'hui, que voyons-nous ? Une foule de produits, qui forment le bagage du jour, sont entrés au *Codex*, après avoir passé par les pharmacopées privées et les formulaires, de telle façon que les éditeurs de la dernière édition du *Codex* ont rendu *obligatoires* tous ces remèdes qui étaient, la veille, parfaitement interdits.

Les pharmacopées sont donc les ouvrages avancés de la science pratique. Elles sont au progrès pharmaceutique ce que les œuvres de littérature sont à la langue française, ce que les traités de jurisprudence sont au code Elles éclaircissent ce qui est obscur, elles édictent ce qui fut oublié ; elles corrigent ce qui est défectueux. A ce titre, j'applaudis à nos maîtres, auxquels nous les devons, et, lorsque j'obéis aux Chevallier, aux Bouchardat, aux Soubeiran plutôt qu'au *Codex*, je ne crois pas avoir mérité le bûcher.

L'art. 32 veut que le pharmacien ne délivre aucun produit, si ce n'est sur la prescription d'un médecin. Les mœurs, l'usage, ont fait raison de cette impossibilité : n'en parlons plus. Le pharmacien ne fera pas acte de médecine, c'est juste; mais il continuera à délivrer tous ces produits qu'on peut dire hygiéniques, que chacun connaît, que chacun achète, que chacun emploie, sans ordre de la Faculté.

L'article 32 défend la vente des remèdes secrets; l'article 36 en défend l'annonce. Mais comme ce remède n'est pas défini par la loi, le pharmacien qui s'écarte du *Codex*, pour suivre le mouvement de la science et satisfaire le corps médical, est en perpétuelle contravention, par application de ce principe, que tout ce qui n'est pas au *Codex* est secret, lors même que tout le monde le connaît. Il y a donc nécessité absolue de faire droit aux persévérantes réclamations de la pharmacie active, demandant à pouvoir préparer officinalement et sans inquiétude tous les remèdes décrits dans les pharmacopées autres que le *Codex*, remèdes connus de tous et ne présentant par conséquent aucun caractère secret.

L'article 36 défend aussi la vente *au poids médicinal*, sur les théâtres ou étalages, dans les places publiques, foires et marchés. On peut être surpris de rencontrer ces dispositions dans la loi de la pharmacie, ce genre de trafic n'étant certes pas dans les habitudes de la corporation. Profitons-en pour signaler l'abus des charlatans autorisés, faisant grand bruit pour attirer les lourdauds, auxquels ils promettent les cures les plus merveilleuses, sans poids médicinal, je le veux bien, mais sans vérité, tout le monde en convient[1].

---

[1] Cette partie de mon travail date de 1853; elle fut publiée par la *France médicale et pharmaceutique*, qui a bien voulu m'accorder la même faveur en 1863, pour ce qui suit.

IV

LIBRE EXERCICE DE LA PHARMACIE.

Le décret du 21 août 1854, organisant la pharmacie sur des bases nouvelles, il me parut prudent d'attendre les effets du nouveau système pour donner suite au travail que j'avais commencé sur la pharmacie.

L'expérience a prononcé, et je reprends la plume, me disposant à traiter diverses questions fort controversées, toujours debout, toujours vivaces.

Jusqu'à présent, je ne me suis occupé que de la pharmacie en France; mais aujourd'hui, pour continuer la tâche que je me suis imposée, je crois utile de jeter un coup d'œil rapide sur l'état de la profession dans les principaux pays de l'Europe.

L'exercice de la pharmacie en Europe se résume en trois types : système anglais, méthode des États du nord, principes français.

En Angleterre, le premier venu, savant ou illettré, peut ouvrir boutique de médicaments, préparer et vendre des remèdes simples et composés, exécuter sous sa responsabilité les ordonnances du corps médical. Aucune loi particulière ne l'atteint; la loi générale du pays lui est appliquée comme aux autres commerçants, aux autres citoyens. Il en résulte que le très-grand nombre de pharmacies offre l'aspect de magasins cosmopolites : poisons, drogues, brosserie, tabac, parfumerie, etc., tout est mêlé; c'est le libre exercice de la pharmacie dans la plus grande acception du mot.

Il y a cependant, en Angleterre, mais en petit nombre, de véritables pharmaciens, qui ont étudié les principes de l'art et passé des examens scientifiques dans des écoles libres, c'est-à-dire sociétés privées indépendantes du gouvernement, quoique autorisées; eux seuls ont le droit de s'intituler *pharmaciens-chimistes*; le cumul leur est naturellement permis, mais ils en usent rarement et exercent leur profession avec une grande dignité.

C'est aux malades à choisir leur fournisseur. Il va sans dire que chacun fait et débat ses prix et conditions, pour les médicaments comme pour d'autres marchandises.

Si un accident se produit, si un remède est vendu à la place d'un autre, si un poison a été livré pour le remède, le délinquant est justiciable de sa faute comme le serait un autre homme ayant causé dommage à autrui, ni plus ni moins.

Un exemple le prouvera :

Dans une ville de bains et de plaisirs, un élève en pharmacie délivre un poison par erreur (de la strychnine, je crois), le malade en meurt, grand émoi dans la ville, grandes préoccupations dans l'officine!

La justice reconnaît qu'il y a eu erreur grave, mais elle ajoute qu'aucun homme n'est à l'abri de l'erreur. Et, comme il est établi que la pharmacie est toujours parfaitement tenue par *des pharmaciens reçus,* elle acquitte.

Cette pharmacie n'a pas perdu un client.

L'Angleterre compte 7 à 8,000 pharmaciens. L'honorable et très-compétent rapporteur de la section pharmaceutique, à l'exposition de Londres,

M. Ménier, a développé, avec beaucoup d'habileté et une grande force de logique, les avantages du système anglais. Son article a fait sensation et sera médité par tous les amis de la liberté professionnelle.

J'ai eu le regret de ne pouvoir remarquer avec lui la supériorité des remèdes anglais; il m'a semblé que tout était fort médiocre, mal digéré, inférieur à ce qui se fait chez nous; et j'expliquais cela par la démagogie pharmaceutique anglaise, dont je viens d'exposer succinctement les rouages.

J'aurai sans doute mal vu.

Le nord de l'Europe obéit à des lois pharmaceutiques bien différentes! C'est à la Prusse que revient l'honneur de la création adoptée par toute l'Allemagne et même par la Russie (avec des modifications dans chaque État, il est vrai).

Dans tous ces États, le pharmacien est un quasi-officier ministériel, le nombre en étant limité, comme celui des notaires et des avoués en France.

Le corps des pharmaciens allemands est très-instruit, des examens sévères succédant à des études pratiques et scientifiques pour l'obtention du diplôme.

Le cumul est défendu, les pharmacies fort bien tenues, une taxe de médicaments imposée. On voit partout la nature calme et solide du caractère allemand. Par contre, les progrès de l'art, ceux qui tendent à rendre le remède plus accessible au palais, plus facile au malade, font défaut.

Les pharmaciens peuvent vendre au-dessous de la taxe, à condition de le marquer chaque fois sur l'étiquette du remède livré.

Le nombre des pharmaciens est très-restreint; on n'en compte que 7 à 800 en Russie; Saint-Pétersbourg, ville de près de 500,000 habitants, n'a que 41 pharmacies.

Le libre exercice anglais exclut le parasitisme, la concurrence des professions voisines.

La limitation allemande favorise considérablement l'un et l'autre : le fruit défendu aiguise les appétits! Les pharmaciens du Nord ayant *seuls* le droit de vendre des remèdes, ils se heurtent sans cesse contre des rivaux de contrebande, qui agissent dans l'ombre et dévorent une bonne part du gâteau, malgré la loi et ses sévérités : c'est le braconnage sur la santé publique.

La pharmacie allemande a son *Codex* comme la pharmacie française, *Codex* officiel et obligatoire.

Le pharmacien anglais est riche ou pauvre, flétri ou considéré, selon son caractère et sa valeur; le pharmacien allemand vit généralement dans l'aisance, et tient une bonne place dans la société. La pharmacie est là une véritable corporation de savants marchands.

La France emprunte à l'un et à l'autre système; elle se rapproche de la liberté anglaise par l'absence de limitation du nombre et de la taxe; elle tient à l'Allemagne par les obligations scientifiques et l'impossibilité du cumul.

Dans mes précédents articles, j'ai cherché à démontrer comment la loi française avait graduellement séparé la pharmacie des professions purement mercantiles, pour en former un corps important, tenant également à la science et au commerce.

Tout le monde a compris qu'en donnant aujourd'hui un aperçu des lois qui règlent l'exercice de la pharmacie en Angleterre et en Allemagne, j'ai voulu seulement mettre le lecteur en mesure de leur comparer la loi française. Si cela devient nécessaire, j'entrerai plus tard dans de plus amples développements.

Il y a en France deux espèces de pharmaciens : ceux de première classe, bacheliers, reçus par les écoles supérieures de Paris, Montpellier ou Strasbourg, après de rudes épreuves pratiques et scientifiques, peuvent s'établir et exercer sur toute la surface de l'empire.

Les pharmaciens de deuxième classe ne sont soumis qu'au certificat de grammaire; leurs études pratiques sont au niveau de celles imposées au pharmacien de première classe, elles durent plus longtemps; leurs obligations scientifiques sont moindres, ils peuvent y satisfaire sur les bancs des écoles préparatoires de médecine et de pharmacie.

Nul n'est reçu pharmacien avant vingt-cinq ans révolus, tandis qu'il n'y a pas de condition d'âge pour le médecin.

Le pharmacien de deuxième classe ne peut exercer son art que dans le département pour lequel il a déclaré opter au moment de sa réception. S'il veut exercer dans un autre département il est soumis à de nouveaux examens.

Qu'il soit de première ou de deuxième classe, le pharmacien ne peut cumuler dans son officine deux professions quelconques : il ne vendra que des remèdes. Il n'est soumis à aucun tarif et fait ses prix sans contrôle.

Il ne peut vendre ses remèdes que sur ordonnance médicale. Il tient sous clef certaines substances dites vénéneuses et *ne peut confier la clef à personne.*

Il est obligé de se conformer au *Codex* officiel, à l'exclusion des autres ouvrages français et étrangers, même les plus estimés; il ne peut préparer ni vendre aucun remède secret. Il a *seul* le droit de préparer et vendre des médicaments.

Tel est l'ensemble de la loi qui règle l'exercice de la pharmacie en France ; je ne tiens pas compte des exceptions, qui demanderaient des chapitres particuliers. On compte en France près de 6,000 pharmaciens des deux classes.

On peut se demander à présent lequel des trois systèmes est préférable. La limitation a eu de grands prôneurs ; elle fut, elle est peut-être encore le rêve de la pharmacie française, et il ne m'en coûte pas d'avouer que j'ai longtemps été de l'avis de mes confrères.

Mieux instruit, plus avisé, je la repousse aujourd'hui comme une entrave infranchissable au libre exercice de la pharmacie, comme un obstacle au progrès, sans avantage pour le pharmacien, sans profit pour la société.

Je n'aime pas mieux la liberté anglaise, véritable démagogie, je le répète. Il est impossible qu'un ignorant, que le premier venu puisse s'improviser pharmacien, sans danger pour la santé publique. La loi anglaise aurait tous mes applaudissements, si elle ne permettait l'exercice de la pharmacie qu'à des pharmaciens reçus.

En France, la tutelle gouvernementale embrasse toutes les classes de la société; mais il faut reconnaître que les tendances du jour poussent aux libertés commerciales. La lettre de Son Excellence M. le ministre des travaux publics à l'Académie de médecine, à propos des cosmétiques, ne laisse pas place au doute.

Si donc j'avais voix au chapitre, je demanderais humblement toutes les modifications législatives qui tendraient *au libre exercice de la pharmacie;* je les demanderais avec l'espoir d'être entendu.

Voici comment je le comprends : 1° fusion des trois Écoles supérieures de pharmacie dans les trois Écoles de médecine, avec création de chaires nouvelles, au profit des savants professeurs des Écoles supprimées; ou tout au moins les titres de professeurs honoraires des Écoles fusionnées, réservés aux professeurs de pharmacie, sans diminution de traitement; 2° le titre de docteur en pharmacie pour les pharmaciens reçus dans les trois Écoles supérieures ou fusionnées, et celui de pharmacien seulement pour ceux reçus dans les Écoles préparatoires de médecine et de pharmacie; 3° le droit, pour les deux catégories, de s'établir sur toute la surface de l'Empire, avec l'obligation pour chacun de mettre son titre sur l'enseigne et les étiquettes; 4° le droit pour tous les pharmaciens de vendre et de délivrer les médicaments anodins sans ordonnance de médecin. Les médicaments actifs et obligatoires, *marqués d'un astérisque au Codex,* ne pouvant être livrés sous aucune forme que sur la prescription médicale; 5° le droit pour tout pharmacien de préparer tous les produits consignés dans les ouvrages français et étrangers, et de les débiter librement comme ceux du *Codex* avec ou sans prescription, selon leur énergie; 6° la mise à néant de la partie de la loi sur les poisons, qui touche à la pharmacie.

La pensée de fusion des écoles supérieures de médecine et de pharmacie, ou plutôt de celle-ci dans la première, n'est pas nouvelle. Mais comme il est toujours délicat de proposer une transformation qui touche à des hommes éminents, à des savants aimés et respectés, qui ont brillé dans une école et rendu de grands services à la science, on s'est toujours expliqué avec une louable timidité.

Quelque profondes que soient mes convictions, j'aurais simplement indiqué la voie, s'il ne m'avait pas paru possible, digne, facile, de donner à nos illustres maîtres, dans le mouvement espéré, une position au moins égale à celle où ils ont conquis tous les suffrages.

J'ai dit comment, et il ne me reste qu'à prouver l'utilité de la réforme.

Pharmacien, j'ai reconnu sans difficulté la supériorité et la suprématie du corps médical sur le corps pharmaceutique, pendant tout le temps que des études universitaires primordiales étaient imposées au médecin seul. Le jour où le baccalauréat fut rendu obligatoire pour le pharmacien comme pour le médecin, les distances disparaissaient, le niveau se faisait et donnait raison aux paroles de Carret : « Comme la médecine et la pharmacie *sont sœurs*, les écoles de l'une et de l'autre seront placées dans les mêmes villes, afin qu'elles puissent se prêter mutuellement le secours de leurs lumières. »

L'éducation en commun, dans les mêmes amphithéâtres, sous les mêmes professeurs, donnerait plus de force à la parenté; et, lorsque plus tard, médecins et pharmaciens se rencontreraient sur le terrain de l'exercice professionnel, ils seraient plus disposés à s'entr'aider, à se prêter un mutuel concours. Dans les deux écoles, bien des cours se ressemblent, et l'on voit des élèves ardents courir de l'une à l'autre. Réunis, ils perdraient moins de temps et pourraient fortifier leurs études, en s'identifiant davantage, les médecins à la pharmacie, les pharmaciens à la médecine. La santé publique y gagnerait, les deux professions s'élèveraient d'autant.

Les commencements de la fusion donneraient sans doute quelque embarras; ils furent bien autres, ceux que surmontèrent nos pères pour fonder toutes les écoles !

Du reste, pourquoi ne prendrait-on pas exemple sur l'organisation des écoles préparatoires de médecine et de pharmacie, qui fonctionnent merveilleusement ?

L'article 2 de l'ordonnance du 15 octobre 1840 est ainsi conçu :

« Les objets d'enseignement dans les écoles préparatoires sont : 1° chimie et pharmacie ; 2° histoire naturelle médicale et matière médicale ; 3° anatomie et physiologie ; 4° clinique interne et pathologie interne; 5° clinique externe et pathologie externe; 6° accouchements, maladies des femmes et des enfants. »

Ce qui existe et peut toujours être amélioré, ce qui donne de bons fruits à Bordeaux, à Lyon, à Lille, etc., est possible à Paris, à Montpellier et à Strasbourg.

Je rappellerai, en terminant, que la loi du 11 floréal an X nous a promis six écoles principales, et qu'il existe aujourd'hui quelques grands centres de population fort dignes de cette faveur. Ce complément, depuis longtemps attendu, permettrait d'agrandir la position des professeurs aux trois écoles de pharmacie fusionnées.

Le titre de docteur, à la place de pharmacien de première classe, découle naturellement de la fusion. Depuis dix ans que je l'ai demandé pour la première fois (et beaucoup d'autres avec moi), je n'ai pas rencontré une objection sérieuse : je n'insiste pas.

Les pharmaciens de deuxième classe ne sont pas bacheliers, mais un certificat de grammaire leur a été imposé comme aux officiers de santé; leur stage dans les officines a été plus long que celui des pharmaciens de première classe, plus restreint sur les bancs des écoles; ils ont pu se dispenser des écoles supérieures, suivre leurs cours, passer les examens et recevoir le diplôme dans les écoles prépatoires. Ils sont aux pharmaciens de première classe ce que l'officier de santé est au docteur en médecine ; en réalité, des hommes instruits, très-solides sur la pratique, dignes de toute confiance et de l'estime publique.

On pourrait préférer un seul ordre dans la médecine et la pharmacie, des docteurs ; mais puisqu'il a été jugé nécessaire d'en agir autrement, il faut applaudir aux dispositions qui ont imposé à la deuxième classe des obligations scientifiques incontestables.

Or, je le demande, le pharmacien de deuxième classe établi à Bordeaux, Lyon, Nantes, Marseille, Toulouse, Lille, etc., serait-il moins habile, moins respectable à Paris, Montpellier, Strasbourg ou dans toute autre localité ?

Les amis du libre exercice de la pharmacie ne peuvent donc se dispenser de demander pour le pharmacien de deuxième classe le droit d'exercer sur toute la surface de l'Empire, à la condition de conserver partout le caractère que la loi lui impose (deuxième classe).

Je ne voudrais pas, à coup sûr, que le premier venu pût ouvrir une officine de pharmacien, sans études, sans titre, comme cela se fait en Angleterre ; mais le titre pris, je ne comprends plus les entraves légales et administratives qui enlacent le praticien.

« Les lois doivent être appropriées au temps, aux mœurs, aux mouvements des nations. » Ainsi s'exprimait la Société de prévoyance des pharmaciens de Paris, dont j'avais l'honneur d'être le secrétaire en 1852, en tête de ses observations sur un projet de loi à l'étude, observations qui aujourd'hui encore restent avec toute leur force. Eh bien ! osons l'avouer, l'usage a consacré des habitudes que la loi devrait enfin sanctionner. On achète chez le pharmacien une foule de remèdes, sans ordonnance de médecin, des onguents, des sirops, des pectoraux, l'extrait de Saturne, etc. ; quelquefois un purgatif : les eaux de Sedlitz ou de Pullna. Si le pharmacien refuse, on s'adresse à l'épicier, à l'herboriste ou à tout autre ignorant, toujours pourvus, quoique toujours combattus. Et la chose achetée prend dans ce dernier cas le mérite du fruit défendu. Le pharmcien, cependant, quand il suit le mouvement, contrevient à la loi, qui lui défend la vente sans prescription médicale. S'il est par trop sévère, il perd ses clients, peu disposés à consulter le médecin pour un *bobo*. Dans le cours ordinaire de la vie, chacun étudie son tempérament et le soumet à une médicamentation raisonnée, ce qui est de l'hygiène bien entendue, ce que j'ai eu cent fois l'occasion d'entendre louer par les hommes les plus considérables de la médecine.

Dans sa lettre à Mgr l'évêque de Saint-Brieuc, 27 novembre 1861, Son Exc. M. le ministre de l'instruction publique s'exprime ainsi :

« Je pense que les filles du Saint-Esprit ont la faculté de donner des soins aux malades pauvres et de leur distribuer des remèdes simples ou magistraux, *mais sans avoir le droit de les vendre.* »

Puis il ajoute, au nom de Son Exc. le ministre du commerce et des travaux publics, qui a dans ses attributions la police sanitaire :

« En ce qui touche la préparation, la délivrance et l'administration des médicaments, les sœurs de charité doivent s'abstenir d'étendre l'application de l'instruction précitée; — elles ne peuvent exercer la médecine, ni délivrer les remèdes, si ce n'est *gratuitement et dans un but de charité.* Elles sont autorisées, d'après cette instruction, à préparer seulement les tisanes, les potions huileuses, les potions simples, les loochs simples, les cataplasmes, les fomentations, les médecines et autres médicaments magistraux semblables, dont la préparation n'exige pas des connaissances pharmaceutiques bien étendues. »

En cas d'urgence, les sœurs hospitalières sont autorisées, dans des limites déterminées, mais fort larges, pour l'accomplissement de leur pieuse et charitable mission.

J'espère ne point faire acte de témérité en demandant pour les pharmaciens une liberté professionnelle basée sur les principes si sagement développés par M. le ministre de l'instruction publique.

Mes *desiderata* ne vont pas au delà. Le pharmacien ne doit pas donner de consultations médicales, mais seulement de simples avis hygiéniques ; il ne doit pas délivrer sans ordonnance de médecin, *sous aucune forme*, les produits qui seraient marqués de l'astérisque au *Codex*, produits dont il devra être obligatoirement fourni.

C'est dans cet esprit que le *Codex* est indispensable, afin que d'un bout de la France à l'autre le médecin trouve dans toutes les pharmacies un certain nombre de produits, partout identiques.

Mais lorsque de nombreux et excellents ouvrages pharmaceutiques, œuvres de nos maîtres, de savants éprouvés, nous donnent des formules, des manières de préparer qui ne sont pas au *Codex;* lorsque la presse scientifique nous fait journellement connaître des remèdes nouveaux acceptés et recommandés par l'expérience médicale; quand les relations internationales, aujourd'hui si faciles, mettent dans nos mains les pharmacopées étrangères, officielles et officieuses; quand l'homœopathie, étrangère à notre *Codex*, vit cependant en toute liberté avec des pharmacopées spéciales;

De deux choses l'une :

Ou le pharmacien doit avoir le droit de faire d'autres remèdes que ceux inscrits au *Codex*, de les débiter comme ceux du *Codex;* ou bien il doit solliciter de la sagesse du gouvernement un auto-da-fé de tous ces ouvrages, qui l'excitent si virtuellement à la désobéissance aux lois de notre pays.

Je suis profondément convaincu qu'une liberté raisonnable dans la pratique de la pharmacie, sans empiétement sur l'exercice de la médecine, ferait disparaître les médecins et pharmaciens *marrons*, ces guérisseurs ténébreux, plus nombreux qu'on ne le pense, fléau de la santé publique, pirates de la médecine et de la pharmacie, dont les cures incontestables sont celles qu'ils opèrent dans le vide de leur caisse[1].

Le pharmacien doit tenir sous clef les substances dites vénéneuses et ne confier cette clef à *personne*. Il faut donc qu'il soit là, toujours là. Mais s'il est juré, garde national; si l'autorité lui donne une mission qui l'éloigne de sa maison; si sa santé ou ses affaires lui commandent un exercice lointain, les prescriptions médicales ne pourront être remplies par ses élèves, à moins de certaine ruse, d'une double porte à l'armoire, d'une double clef, c'est-à-dire d'une infraction grave à la loi, infraction sévèrement défendue et punie.

En 1803, le nombre des substances vénéneuses était *fixé* à 129.

---

1 Notre bien-aimé maître, M. le professeur A. Chevallier, a établi que les personnes étrangères à la pharmacie vendaient en France, bon an mal an, pour *soixante-douze millions de francs* de remèdes, ce qui enlève à chaque pharmacie une recette de 11,176 fr.

Sur un rapport du savant directeur de l'École de pharmacie de Paris, ce nombre a été réduit à 19, parmi lesquelles l'opium, l'émétique, le seigle ergoté, trois substances très-employées, souvent d'urgence ; mais il faut remarquer dans le chiffre 19 les *alcaloïdes végétaux vénéneux et leurs sels*, c'est-à-dire un nombre indéfini de produits.

Si le maître est absent, l'élève sera-t-il plus coupable en ouvrant la double porte, ou en laissant périr le malade faute du remède tenu sous clef !

Poussée à l'extrême, la réglementation n'est plus qu'un obstacle; elle ne sert aucun besoin, aucun intérêt. Telle est la partie de l'ordonnance dont je demande la suppression.

Loin d'entraver la vente des *poisons véritables* par les pharmaciens, on devrait la centraliser dans leurs mains habiles, à la seule condition de n'en délivrer qu'aux personnes *connues*, ou sur ordonnances de médecins ou d'autorités *connus* ; avec la précaution d'inscrire sur le registre *ad hoc* les noms des acheteurs, les quantités et les espèces vendues, l'usage qu'on veut en faire. L'empoisonneur se garde bien de s'adresser à un pharmacien ! C'est dans les fabriques où tant de poisons foisonnent qu'il puisera; c'est le phosphore qui lui servira et qu'il trouvera partout, comme le prouvent si fatalement les annales judiciaires.

La vente des substances vénéneuses et des *poisons* par le pharmacien, dans les conditions de prudence que je viens d'indiquer, forme donc véritablement l'un des chapitres du libre exercice de la pharmacie.

V

PRÊTE-NOMS ET ASSOCIÉS.

Dans le langage ordinaire de la vie, on donne le nom de commis, d'employés, aux personnes occupées dans des établissements publics ou privés, à traitements fixes ou aléatoires, c'est-à-dire basés sur les bénéfices annuels.

Dans le langage de la pharmacie, celui qui, pourvu de son diplôme, consent à diriger une officine pour un salaire quelconque, celui-là a le titre de *prête-nom*. Dans l'esprit de ceux qui le prononcent, le mot lui-même est un stigmate indélébile : cela tient à ce qu'on commet la faute de chercher les exemples sur les bancs de la police correctionnelle, dans la pire espèce des prête-noms, lorsque la raison et l'équité voudraient qu'on examinât l'ensemble, la masse de ces employés. Qu'on ne s'y trompe pas, le prête-nom qui consent à transgresser pour le compte d'un autre la dignité et les lois professionnelles ne serait probablement pas plus scrupuleux s'il agissait pour son propre compte. Celui-là, je l'abandonne.

Faut-il induire de quelques indignités que le prête-nom est toujours hors la loi? Le corps de la pharmacie, la santé publique demandent-ils leur anéantissement, leur ostracisme ?

Je ne le pense pas, je ne le voudrais pas : on verra pourquoi.

Chaque fois qu'une affaire arrive devant la justice, elle présente son caractère propre, peu ou mal aperçu du dehors, mais que les magistrats pèsent avec sagesse et sans passion.

On commettrait donc une grosse erreur en affirmant que, parce qu'un prête-nom déloyal a été condamné, tous les prête-noms le seront partout et toujours. Ce qu'il faut dire, c'est que tout autre, *dans une position semblable,* serait probablement condamné de même.

Il existe une espèce de prête-noms qui ruinent

à coup sûr les pharmaciens auxquels ils font concurrence ; ce sont les prête-noms des maisons hospitalières, abritées sous le prestige d'une charité mal entendue; ce sont les pharmaciens de ces hôpitaux qui vendent et trafiquent au dehors, au grand mépris de la dignité administrative. Mais avant d'étudier cette catégorie, j'ai hâte de prouver qu'il se trouve des situations où le prête-nom est utile et respectable. Des exemples exprimeront ma pensée mieux que la dissertation :

Un pharmacien meurt, laissant un fils âgé de seize ans. Sa veuve s'adresse à un jeune praticien nouvellement reçu : « Voulez-vous, lui dit-elle, gérer la pharmacie jusqu'au jour où mon fils aura fini ses études et pourra exercer par lui-même ? ».

Les conditions débattues, notre jeune confrère, qui était sans fortune, se met à l'œuvre, et il a conservé à une petite ville la seule officine qui s'y trouvât, gagnant lui-même d'honorables traitements avec lesquels il pourra s'établir un jour, et permettant au fils du décédé de prendre ses grades universitaires et scientifiques.

La loi et la santé publique ont la garantie de son diplôme. Les malades ont à leur portée des médicaments que, sans ce prête-nom, ils seraient obligés d'aller chercher au loin; les médecins tiennent sous leurs mains une excellente officine, qui les dispense de former eux-mêmes des provisions de remèdes, dont une partie s'altère rapidement, à défaut d'une surveillance incessante, surveillance que le pharmacien seul peut exercer utilement.

Qui oserait blâmer ces arrangements? Qui se déciderait à provoquer des rigueurs contre cette pieuse attention de la veuve, sans soulever aussitôt l'indignation de tous les honnêtes gens?

Il y a donc des prête-noms utiles et respectables: je n'insiste pas.

Autre exemple: Un honorable pharmacien, retiré des affaires, est frappé dans sa fortune; presque sexagénaire, il se voit obligé de redevenir élève...

Un sien parent achète une pharmacie et prend la suite d'un long bail. Il fait venir notre malheureux confrère et lui dit : « Voilà un établissement, prenez-en possession, dirigez-le. Chaque année, vous me donnerez vos petites économies jusqu'au jour où vous m'aurez remboursé le prix d'acquisition. Ce jour-là tout vous appartiendra. Je réponds de tout auprès du propriétaire de la maison, mais vous êtes seul garant vis-à-vis de l'autorité. Si vous ne réussissez pas, je perdrai mes avances, ce qui sera un petit malheur comparé à celui qui vous a frappé ; l'essentiel, c'est que vous viviez, vous et votre famille. »

Ce vétéran exerce dans une grande cité, aimé et respecté de tous.

Faudra-t-il donc le dénoncer comme prête-nom, et porter la misère et la ruine là où le calme commence à renaître ? là où tout est digne, noble, enviable, obligeant et obligé !

On pourrait multiplier les exemples ; je m'en tiens à ceux que je connais, je n'invente rien.

Je demande donc justice, et au besoin tolérance et miséricorde pour les confrères malheureux, qui ne peuvent être équitablement privés de la seule ressource qui leur reste, l'usage de leur diplôme, sous prétexte qu'il y a quelques stipendiés sans vergogne.

Je sais bien les dispositions aigries des pharmaciens contre les prête-noms ; beaucoup blâmeront quand même mon appel à la bienveillance. J'espère cependant qu'on ne peut se méprendre sur ma pensée, qui consiste à *distinguer* et conserver le bon grain malgré l'ivraie.

Le moment est venu de prendre à partie les prête-noms des hôpitaux trafiquant au dehors, pour passer ensuite à la question des associés, complément naturel de ce chapitre.

A Paris, les pharmaciens des hôpitaux sont arrivés par le concours. Ce sont tous hommes de valeur; quelques-uns ont leur place parmi les maîtres, pour lesquels la science n'a pas de secrets; une très-haute et juste considération les entoure partout.

Les pharmaciens des hôpitaux de Paris habitent dans l'établissement; ils travaillent pour les malades de l'hôpital, jamais pour ceux du dehors. L'administration hospitalière de France la plus élevée n'est pas trafiquante; elle donne, elle ne vend pas. De là le haut prestige qu'elle exerce, le grand respect qu'on lui porte, malgré quelques imperfections, l'amour pieux de ceux qu'elle soulage si noblement.

En province, les choses se passent autrement : les pharmaciens des maisons hospitalières sont nommés par l'autorité, qui les appointe et les révoque sans contrôle. Ces pharmaciens eux-mêmes forment deux catégories. Le plus souvent, l'autorité choisit un pharmacien établi dans la ville; celui-ci visite et surveille la pharmacie de l'hôpital, plutôt à titre honorifique que fructueux; les *sœurs* lui servent d'élèves.

Dans les grands centres de population, les hôpitaux ont des pharmaciens résidents, mais également nommés et révocables par l'autorité.

Lorsque, dans l'une et l'autre catégorie, l'administration se tient dans son cadre hospitalier ; quand elle distribue *gratis* aux malades pauvres du dehors, comme à ceux qu'elle abrite, les drogues et les médicaments, elle ne rencontre que des applaudissements, des bénédictions : en France, la charité ne trouvera pas un contradicteur, lors même qu'elle froissera de légitimes intérêts.

Autre chose est la vente des remèdes au public du dehors, riche ou pauvre, par les hôpitaux.

L'hôpital vit sur le budget commun, auquel chaque citoyen contribue dans la mesure de sa fortune, les pharmaciens comme les autres habitants de la cité.

Ce budget étant formé, convient-il qu'une administration hospitalière fasse ensuite concurrence à telle ou telle autre profession, en débitant et trafiquant comme un simple particulier? J'avoue que cela révolte ma raison. Si le budget ne suffit pas aux besoins de l'établissement, il faut l'augmenter, en prenant sur tous les habitants imposés ; de cette façon, le poids étant également distribué, la charité se fera par tous, au nom de tous ; la société des heureux déversera sur les disgraciés une juste part de ses trésors. Qu'y a-t-il de plus saint, de plus admirable ?

Mais lorsque l'hôpital, œuvre des riches, patrimoine des pauvres, sort de sa mission et se fait marchand, il perd ses vertus, son prestige. Il est injuste vis-à-vis d'une classe de citoyens qui contribue à le fournir ; il fait la charité avec le *bien* d'autrui, *de quelques-uns*, lorsque, par sa fondation, il ne doit vivre qu'avec le concours régulier de tous.

Chose bizarre ! c'est sur les médicaments seulement que trafiquent certains hôpitaux ; et comme la pharmacie hospitalière ne coûte rien, qu'elle n'augmente pas les frais généraux de l'établissement, si ce n'est par le salaire du prête-nom, toujours minime ; qu'elle n'a ni patente, ni loyer, ni élèves, ni famille à pourvoir, cette pharmacie peut livrer à bas prix, de manière à absorber toute la clientèle payante de la contrée. Il arrive alors que les pharmaciens, qui ont fourni leur part du budget hospitalier, sont dépouillés par une administration contre laquelle ils ne peuvent lutter, puisque la fondation ou l'achat de l'officine, les frais généraux, les obligations, les nécessités de la vie, qui pèsent sur eux et ne pèsent pas sur l'hôpital, les obligent à vendre plus cher. Ajoutons à cela le prestige de la charité, si habilement exposée par les saintes sœurs, qui ne voient pas que cette charité peut devenir peu enviable, lorsquelle s'opère au détriment de quelques citoyens, et à l'aide d'un commerce interdit d'ordinaire aux administrations publiques. Dans ces conditions, la ruine des pharmaciens, qui ont eu à lutter contre les hôpitaux, ne surprendra personne.

Le médecin, qui est en même temps pharmacien, aura toujours une position critique quand il prescrira le remède, pour le vendre ensuite dans son officine. C'est ainsi que le cumul de ces deux professions, s'il n'est pas défendu par la loi, est repoussé par nos mœurs.

L'avocat qui se livre à des opérations commerciales est aussitôt rayé du tableau. Non pas que les officiers de l'ordre admettent qu'il ait dérogé, mais uniquement par respect pour les traditions et la dignité professionnelle. Pour défendre l'accusé, l'avocat ne doit avoir aucune autre préoccupation que celle de la loi et de la justice.

De même l'hôpital, cette maison du pauvre,

ne doit avoir d'autre pensée que celle de la charité et du dévouement.

Que dirait-on si l'on faisait payer la consultation donnée par le médecin dans son hôpital? Quelles ne seraient pas les protestations, si l'hôpital vendait au dehors du pain, de la viande, du vin, des épices, etc., sous prétexte d'augmenter le domaine du pauvre?

Il n'est pas possible d'admettre que le pharmacien seul, parce qu'il a passé vingt ans sur les bancs des lycées ou dans les laboratoires, parce qu'il fait un commerce scientifique très-restreint et qui l'oblige à des études incessantes, parce qu'il est soumis à des obligations professionnelles sévères, parce qu'il est assujetti à la claustration, en raison de la responsabilité de *vie* et *mort d'homme* qui pèse incessamment sur lui; il n'est pas possible que le pharmacien seul, parmi tous les citoyens, soit exposé à la ruine et à la misère, quand il plaira à une administration hospitalière de faire commerce de drogues et médicaments.

Toutes les fois que des poursuites ont été exercées contre ces administrations, les pharmaciens ont succombé [1]. Il nous paraît donc urgent d'ou-

---

[1] Se rappeler les affaires de Saint-Denis, de Lyon et du Puy.

vrir une nouvelle voie : *Il faudrait, en pareille occurrence, poursuivre les prête-noms de la pharmacie hospitalière.*

Les hommes qui voudraient le libre exercice de la pharmacie, sans études préalables, sans diplôme, comme cela se pratique en Angleterre, ceux-là, pour être conséquents, doivent admettre les prête-noms hospitaliers comme les autres.

Mais ceux qui demandent pour la santé publique des garanties scientifiques, sans lesquelles le libre exercice de la pharmacie serait une menace permanente contre l'existence des malades, ceux-là, je l'espère, seront avec moi quand je poursuis la répression d'un abus sans analogue, *la vente des drogues par les hôpitaux.*

On confond quelquefois le prête-nom avec l'associé sérieux. Il peut cependant arriver qu'un pharmacien probe et loyal, mais sans fortune, s'adresse à un capitaliste. Si celui-ci lui dit : « Vous avez un diplôme qui, sans capital, est lettre morte; je veux bien le vivifier en vous fournissant les fonds nécessaires à l'achat d'une pharmacie, mais j'y mets une condition qui fera ma sécurité; nous formerons un acte de société régulier; puis vous vous établirez à *votre nom seulement;* vous exercerez votre art sans immixtion de ma personne; toute responsabilité vous incombera, et je n'arriverai, moi, à la clôture de chaque inventaire, que pour recevoir ma part des bénéfices. » A mon avis, on ne peut voir, dans une pareille association, le gérant prête-nom, celui que la cour de cassation a voulu frapper par ses arrêts des 23 juin 1859 et 23 août 1860.

La loi de germinal an XI forme la pharmacie en monopole; monopole bien illusoire, hélas! mais enfin il existe. Le pharmacien est tout à la fois homme de science et commerçant, cela ne se conteste plus aujourd'hui. Homme de science, il donne à la société des sécurités utiles, il fournit aux populations une large part dans les progrès qu'elles accomplissent. Commerçant, il tire profit de son diplôme, à la charge par lui de prendre une part complète des exigences et obligations de la loi sur le commerce.

Lors donc qu'il consent à partager avec un bailleur de fonds sérieux les bénéfices qui ont été acquis avec le capital associé, il est dans le droit commun; la société n'est pas menacée, la santé publique n'est pas en péril.

Vieux praticien, à la fin de ma carrière, longtemps mêlé au mouvement d'une profession que j'aime et à laquelle je m'honore d'appartenir, je ne verrai jamais sans douleur attaquer ou dépérir les droits et priviléges utiles à mes jeunes confrères; je me croirais coupable, si je ne cherchais à démontrer, dans les limites de mes forces, la différence qui existe entre les diverses espèces de prête-noms et ceux-ci avec les associés véritables.

Si la loi de germinal doit être modifiée, j'espère que le législateur fera la part de chacun. J'espère et je supplie très-respectueusement.

VI

DES SPÉCIALITÉS.

Dans les arts, dans les sciences, comme dans l'industrie, la spécialité est la mère du progrès. On rencontre, sans doute, à toutes les époques, des esprits privilégiés qui excellent en toute chose; mais la masse des hommes se meut dans un cercle plus restreint, tracé le plus souvent par les nécessités de la vie et les obligations de la famille.

S'il m'était permis de citer des noms, je prendrais, dans la médecine et la chirurgie, des spécialistes de divers ordres, qui doivent réputation et fortune à l'étude particulière qu'ils ont su faire d'un sujet; spécialistes que leurs collègues les plus illustres tiennent en haute estime et appellent en consultation, précisément à cause de leurs études et de leur pratique spéciales. Ce travail appartient à des plumes plus autorisées, et je ne sortirai pas de mon sujet, *la pharmacie*.

La spécialité pharmaceutique a pris un grand développement, chacun s'efforçant d'enlever au remède ce qu'il a de désagréable et de repoussant, sans toucher à son efficacité, tous les chercheurs visant à l'amélioration, au perfectionnement des médicaments anciens comme à la découverte des médicaments nouveaux.

Il ne faut pas oublier que la pharmacie, telle que nous la pratiquons, est une profession moderne. Tant qu'elle fut confondue dans la corporation des épiciers, avec les œuvres de sucre, de confiserie et de cire, la pharmacie n'était guère qu'un métier manuel, avec quelques nuages scientifiques; et bien qu'à toutes les époques elle ait fourni des hommes exceptionnels, on faisait un remède comme un ragoût, guidé par l'expérience et la tradition : tout ce qui n'était pas visible ou saisissable échappait à la pensée; les phénomènes qui résultaient des mélanges empiriques n'étaient même pas soupçonnés.

Mais lorsque la chimie eut fait la lumière dans ces ténèbres; quand elle eut isolé le principe actif du principe inerte; alors qu'il fut possible de faire arriver dans l'économie, sous un petit volume, le remède précédemment noyé dans ses enveloppes; à ce moment la polypharmacie était perdue, les amalgames tant aimés de nos pères abandonnés sans retour.

Dans le laboratoire et l'officine, la science et la raison seront désormais le guide du praticien.

C'était toute une révolution dans la pharmacie, le renversement de l'arche sainte. Les pharmaciens y gagnèrent en estime, en considération, ils n'en furent point enrichis, loin de là! si je m'en rapporte, du moins, aux souvenirs d'anciens et très-dignes maîtres, qui ont assisté à la transformation.

La pharmacie scientifique ayant définitivement pris la place des apothicaireries, elle pouvait se croire à l'abri de prochains dangers. Vint alors le système des antiphlogistiques qui, en diminuant dans une proportion énorme l'emploi des médicaments, fit le vide dans les officines et la ruine dans la pharmacie.

Mais tout change en ce monde, les théories médicales comme le reste! La raison ne tarda pas à prendre le dessus, et le corps médical est revenu à l'emploi rationnel des remèdes éprouvés.

La spécialité a beaucoup aidé à ce sage retour. Elle se produisit d'abord dans la classe des médicaments chimiques : les pharmaciens enclins aux travaux scientifiques formèrent des établissements spéciaux pour la fabrication en grand de quelques produits chimiques employés en médecine; ils purent ainsi réaliser deux avantages : achetant en gros, travaillant sur une grande échelle, ils obtinrent à bon marché ; répétant sans cesse les mêmes opérations , ils en observèrent mieux les phénomènes, et arrivèrent à la parfaite pureté des produits, ce qui est difficile dans l'exiguïté des laboratoires ordinaires du pharmacien, et sur des opérations restreintes et accidentelles. Les sels du quinquina, de l'opium et bien d'autres produits importants, arrivent ainsi dans l'officine du praticien le plus modeste, et servent merveilleusement la cause de la santé publique.

Aujourd'hui, les fabricants de produits chimiques, lors même qu'ils s'attachent particulièrement un produit dont ils conservent la spécialité, ces fabricants ont généralisé leurs travaux; ils font tous les produits employés dans l'art de guérir, aussi bien que dans la science et l'industrie. C'est ainsi que la fabrication des produits chimiques est devenue graduellement une branche considérable dans l'économie générale des travailleurs.

A leur tour, quelques pharmaciens, plutôt praticiens qu'hommes de science, comprirent qu'il fallait encore tranformer la pharmacie, en enlevant au malade la répulsion que lui inspiraient les panacées des anciens, et même la drogue du jour. Ces chercheurs se livrèrent à la préparation particulière de tels ou tels autres produits officinaux, inventant des machines, créant des moyens nouveaux de fabrication et arrivant ainsi à la perfection possible. Qui nierait aujourd'hui la supériorité des pectoraux, des ferrugineux, des épispastiques modernes sur les anciens? Combien de bénédictions n'ont pas été adressées aux inventeurs des capsules à la gélatine et au gluten par les malades obligés d'ingérer les remèdes les plus repoussants à la vue, au goût et à l'odorat! N'est-elle pas à louer sans réserve, cette application si heureuse de la pastille et de la dragée à la pharmacie!

Ces chercheurs ont fait de la spécialité sans s'en douter. Qu'on ne s'y trompe pas, en effet, les premiers spécialistes qui virent leurs produits appréciés par le corps médical et recherchés par les malades étaient loin de prévoir la notoriété qui les attendait. Vendus d'abord dans le voisinage, ces produits, supérieurs à leurs similaires, furent petit à petit recherchés par une clientèle plus éloignée, qui amena les pharmaciens de chaque quartier à s'en pourvoir. De la cité, ils gagnèrent les faubourgs, puis les provinces voisines et enfin l'étranger.

Il ne faut pas croire que ces succès arrivaient de plein droit; pour une spécialité favorisée, cent autres ont sombré, d'où il est sage de conclure que celles-là seules qui comblaient un vide ou répondaient à un besoin sont restées debout. On peut surprendre les malades, quelquefois même la bonne foi du médecin, mais la vérité fait bien vite raison des exagérations et des nullités.

De ce progrès dans la pharmacie naquit la nécessité de l'annonce, à laquelle je réserve un chapitre particulier, constatant simplement aujourd'hui que cette publicité a fortifié dans l'esprit du public ce principe inattaquable, que si certaines substances nourrissent l'homme lorsque d'autres altèrent sa santé, il en est d'un ordre particulier, *les médicaments*, qui rétablissent l'équilibre. Ne fût-ce qu'à ce point de vue, les créateurs de la spécialité ont droit à la reconnaissance de tous les pharmaciens.

Les spécialités acceptées par l'expérience ont cette précieuse qualité d'être partout les mêmes, à l'œil et au goût, ce qui provient de leur fabrication en grand par des procédés sans cesse perfectionnés, avec des matières premières de choix, toujours identiques. De telle sorte que le malade, le voyageur qui les achète à Paris, à Londres ou à Saint-Pétersbourg, trouve le même produit sur les points les plus opposés. Ces avantages n'ont pas été sans effet dans l'esprit du corps médical, souverain juge de l'efficacité des remèdes, je ne cesserai de le répéter.

Si l'on fait exécuter une ordonnance dans plusieurs pharmacies, et je parle des mieux famées, il y a presque toujours une différence sensible dans l'aspect du médicament, alors même qu'il est bien préparé. Supposons des pilules : le médecin, ayant dosé le principe actif avec soin, ajoute d'ordinaire q. s. de poudre inerte, d'adjuvants quelconques. Chaque pharmacien fera donc des pilules plus ou moins grosses, ce qui surprendra beaucoup le malade et sa famille.

Demande-t-on un remède officinal dans plusieurs pharmacies, par exemple les sirops de violettes, de quinquina, antiscorbutique, etc., chaque officine aura sa nuance, quoique fidèle au *Codex*. Le praticien, en effet, ayant choisi de bonnes substances pour les employer à doses irrévocablement fixées, ayant ensuite plus ou moins vivement poussé le feu, arrive à une cuisson déterminée, ce qui remplit bien les conditions de la loi, mais il ne parviendra jamais à faire deux fois de suite des sirops qui auront le même aspect; rarement ils auront absolument le même goût. Ce sera bien autre chose de pharmacie à pharmacie !

Il y a là une nuance inévitable, incomprise par le public, mais qui donne une grande force à la spécialité sérieuse.

La pharmacie entière s'est considérablement améliorée en marchant dans la voie des spécialités, et il n'est pas rare de voir, dans d'excellentes maisons, une foule de médicaments ordinaires, disposés d'avance avec une certaine coquetterie qui plaît à l'acheteur.

Il est peu de pharmacies, s'il en est, où l'on ne rencontre quelque spécialité qui lui soit propre. On en trouve aussi bien dans les pharmacies des pauvres que dans celles des souverains. Il suffit qu'un médecin prescrive plus habituellement un produit, pour qu'un pharmacien intelligent le prépare à l'avance et lui donne une forme agréable. Tout le monde s'en trouve bien, et si ce produit a des qualités supérieures, il fera son chemin.

La spécialité est aujourd'hui dans les mœurs ; elle est autant de la province que de Paris. Pour s'en convaincre, il suffit de parcourir le *Répertoire général*, publié en 1859 par M. L. Truelle, pharmacien-droguiste. Cependant la spécialité a eu ses jours difficiles, avant de prendre racine dans la société ; il n'y a pas d'enfantement sans douleur, de progrès sans critique, de transformation sans froissement. La spécialité naissante trouva de rudes adversaires dans quelques esprits *satisfaits* qui voulaient conserver leur opulente immobilité quand tout marchait autour d'eux. Ces retardataires de la pharmacie donnèrent une grande besogne à la justice de Paris d'abord, à celle de nos provinces ensuite (je n'en parle qu'en passant et comme d'une nécessité de mon sujet, voué que je suis à la devise : *Union et Conciliation*, qui a définitivement triomphé). Ces débats furent un bien, en fin de compte, puisque la jurisprudence s'est formée, proscrivant les spécialités scabreuses et de mauvais aloi; donnant force et valeur à celles que le corps médical patronnait. Cette saine appréciation par la justice est un bienfait pour la santé publique, que le magistrat surveille particulièrement, et pour le pharmacien, qui a appris dans quelle limite il peut améliorer, inventer, perfectionner, sans encourir la censure du puritanisme professionnel, sans s'exposer aux sévérités de la loi. La spécialité, ainsi comprise, est une ressource incontestable ouverte à toutes les intelligences, favorable au progrès, et s'alliant merveilleusement au libre exercice de la pharmacie, comme je le compends, *sous la responsabilité du diplôme*. Les spécialistes sont les sentinelles avancées de la pharmacie, comme certains hommes de lettres le sont de la langue française, je l'ai déjà dit. Les mots nouveaux des romanciers font sourciller nos immortels, mais à un moment donné ils entrent naturellement dans le *Dictionnaire de l'Académie*. De même, les remèdes spéciaux utiles pénètrent insensiblement dans les pharmacopées libres, pour arriver tôt ou tard dans le *Codex* officiel.

J'espère avoir prouvé que la spécialité pharmaceutique est de droit commun, comme toutes les autres ; qu'elle sert également les intérêts du public et ceux du pharmacien ; qu'elle a puissamment contribué aux améliorations qui se sont produites dans l'art de la pharmacie pratique.

Qu'il me soit permis de donner à mon argumentation la force qui lui manque, en mettant sous les yeux du lecteur l'appréciation de l'un des plus grands magistrats de la France :

« La société, disait M. le procureur général Dupin, devant la Cour de cassation, toutes chambres réunies, la société a des obligations particulières à la pharmacie. Elle lui doit d'avoir adouci ce que les médicaments avaient de plus rebutant. Elle a remplacé par la quinine ces horribles prises de quinquina en poudre ; on lui doit surtout l'abolition de ces médecines noires, répugnant à la fois à la vue, à l'odorat, au goût, et qui, du jour où l'on devait prendre médecine, faisaient un jour néfaste pour les malades. Les remèdes actuels n'ont plus rien de repoussant, les préparations ont souvent même un goût agréable. Les pharmaciens ont trouvé l'art de dorer la pilule ; cela ne nuit pas à la science, qui a seule le droit de déterminer les éléments dont cette pilule se compose. »

(*Le Droit*, 8 et 9 mars 1858.)

VII

PUBLICITÉ.—ANNONCES.

La publicité est à l'esprit ce que la vapeur est à la matière : elle porte dans toutes les intelligences l'indication des faits et des choses qui peuvent l'intéresser, comme la voie ferrée transporte la matière partout où des besoins la réclament ou la poussent.

Les États, les villes, les provinces ont-ils des emprunts à contracter, des travaux à faire exécuter, des provisions à rassembler, une vaste publicité par les affiches et les journaux prépare les citoyens, les initie à la situation, leur en expose les éléments, en développe les rouages, exalte les esprits, réveille les appétits et amène les concurrents dans l'arène.

Ces exemples, partis des horizons les plus élevés, ont fait pénétrer la publicité dans nos mœurs d'une manière irrévocable. Aussi bien que l'industriel et le marchand, l'artiste et le savant, le profane et le sacré ont recours à la publicité par voie d'affiches, d'annonces ou de réclames, gratuites ou payées : le *Moniteur* officiel et les autres journaux en fournissent chaque jour des exemples.

La publicité est une source abondante de revenus fiscaux ; en donnant aux journaux un aliment quotidien très-abondant, elle en a fait naître un grand nombre à prix réduits, en même temps qu'elle convie à une réduction générale tous les anciens organes politiques et scientifiques [1]. En baissant le taux des abonnements, grâce au produit des annonces, les journaux ont gagné des abonnés dans des proportions énormes. Ainsi le timbre et la poste récoltent une grosse part du prix des annonces ; ôtez la publicité, beaucoup de journaux

---

[1] « L'annonce est la base du journal à bon marché, disait la *Presse* du 27 décembre 1862, et elle le prouvait par des chiffres. » — Ancien membre du conseil du journal *le Siècle*, j'ai eu l'occasion d'apprécier cette vérité.

augmenteront leur prix ou disparaîtront, et l'un des chapitres de nos recettes publiques s'éteindra ou faiblira.

La publicité divulgue et affermit les inventions utiles; elle stimule la concurrence et active la consommation; elle sert merveilleusement l'intérêt des masses en indiquant à chacun ce qui peut lui être utile ou agréable.

La publicité étant de droit commun, il est clair que le pharmacien doit en profiter comme tout autre; aucune loi ne lui en interdit l'usage, hors le cas, bien entendu, où elle s'appliquerait à des remèdes secrets non autorisés.

Le pharmacien est un homme de science par l'étendue et la solidité de ses études, personne ne le conteste; mais, en même temps, il est commerçant : la loi prend à chaque instant la peine de nous en faire souvenir. Le pharmacien a boutique ouverte, poids et mesures, patente; il peut être notable commerçant et faire partie des chambres et des tribunaux de commerce ; il est classé parmi les négociants obligés de donner leurs avis, en matière de douanes, à la demande de M. le ministre des finances; il est justiciable du code de commerce, ainsi que de tous les décrets et règlements qui en découlent; or, lorsqu'il en a toutes les charges, pourquoi n'aurait-il pas aussi tous les avantages qui résultent de la position de commerçant? Aussi, lorsque le pharmacien fait des annonces, il ne fait que profiter d'un droit qu'il doit à la position qui lui a été faite dans la société.

L'annonce s'est transformée, il est vrai, comme toutes choses, avec les générations modernes; autrefois chaque corporation avait ses insignes qui décoraient les devantures des boutiques, — annonce;—sa bannière, sa place dans les cérémonies publiques [1], son costume souvent,—annonce;—les

---

[1] Sauval nous apprend que chaque marchand de Paris tenait en permanence à ses portes et fenêtres des bannières flottantes, comme à nos jours de fêtes publiques, et que les enseignes étaient suspendues au-dessus des rues, sur de longues potences en fer ou en bois, au grand péril des passants.

Il fallut une ordonnance du lieutenant de police Sartine, 17 septembre 1761, pour les réduire à 4 pouces de saillie, en les appliquant sur les murs, en forme de tableaux. Cette mesure fut successivement mise en vigueur dans toutes les villes. C'est à peu près à la même époque que commença le numérotage des maisons, avant lequel les enseignes et bannières servaient puissamment à faire trouver la demeure des habitants.

membres de ces corporations cherchaient à se distinguer entre eux par des emblèmes spéciaux qui désignaient l'établissement et rappelaient la notoriété des titulaires présents et passés. Nos pharmacies furent invariablement indiquées par des palmiers sur lesquels s'enroulaient des serpents, par des vases aux couleurs éclatantes, des monstres ou des fœtus alcoolisés, des plantes rares, des bustes d'Hippocrate et de Galien. (Sur la fin du XVIIe siècle, tout Paris se rendait *aux Vipères d'or*, rue des Boucheries-Saint-Germain, chez l'illustre Charras, *apothicaire artiste* du roi; de nos jours, on a pu voir des bustes symboliques à la porte de l'une des pharmacies les plus achalandées de la capitale.)

En Belgique, des bois de cerf sur les boutiques appellent quelquefois encore les malades; en Hollande, une espèce de poussah grimaçant, assis sur une longue tige de fer, désigne les pharmaciens au public; en Angleterre, et partout où le commerce de la pharmacie s'allie à d'autres industries, les devantures et les insignes varient au caprice des propriétaires.

C'était l'annonce principale des temps passés, celle de nos pères; elle avait tant de puissance, qu'il n'était pas rare de voir des réputations d'enseigne attirer les habitants de tous les points extrêmes de la cité, et faire la fortune de plusieurs générations. De nos jours même, les tribunaux ont dû punir certaines usurpations, entre pharmaciens voisins, usurpations considérées comme des manœuvres illicites de *commerçants*, pour déplacer la clientèle.

Mais lorsque de la boutique l'annonce gagna le journal, la pharmacie, qui en usa, ne fit que suivre le mouvement de transformation des habitudes et des besoins sociaux; elle resta dans le droit commun, sous la nouvelle comme sous l'ancienne forme, et si, par exception, l'annonce fut quelquefois abusive, je suis le premier à le regretter. Mais peut-on s'appuyer sur des abus isolés pour demander la suppression d'un droit? A mon avis, ce serait folie.

Que tous les pharmaciens également soucieux de leur dignité et de leurs intérêts, aussi bien que des besoins du public, que tous se groupent autour de l'annonce loyale. Il y a faiblesse ou lâcheté à se dessaisir d'un droit, et l'on déplorera plus tard, mais vainement, hélas! son absence et sa destruction.

Cet appel aux amis du libre exercice de la pharmacie, sous la garantie du diplôme, n'est pas un appel inutile. La pharmacie, en effet, a eu le triste privilége d'occuper particulièrement la justice de la question des annonces, ou plutôt de la publicité sous toutes les formes ; mais il est nécessaire de faire disparaître enfin une confusion que l'on fait trop souvent : ce sont surtout les annonces médicales, celles qui prônent certains traitements spéciaux, avec les mots techniques et des insinuations scabreuses, qui éveillent les susceptibilités ; ou bien encore celles de spéculateurs étrangers à la médecine et à la pharmacie et vendant des substances mixtes ou hygiéniques, par exemple certaine graine qu'il est inutile de nommer. L'annonce des médicaments par les pharmaciens est d'habitude plus modérée, plus simple, plus vraie; et si, dans certains cas, elle a été attaquée avec passion, cela tient sans doute à ce que, dans toutes les professions, il y a toujours concurrence et jalousie de métier ; mais cela tient aussi à ce que la pharmacie renferme dans son sein un certain nombre de membres qui, souvent oublieux des commencements de leur carrière auxquels ils doivent la position qu'ils occupent, renient toute participation au commerce, qu'ils déclarent indigne d'eux.

Propriétaires d'officines en renom, ou bien tenant seulement à la pharmacie par le côté le plus brillant, la science et le professorat, ils se posent en adversaires de la publicité dont ils n'éprouvent pas le besoin.

Du haut de leur haute position, il leur est facile de parler de dignité professionnelle et de discuter le choix de la route à suivre au jeune pharmacien désireux d'arriver, comme eux, au but de toute vie active : la fortune honorablement acquise et le repos.

A ceux qui crient au charlatanisme, je réponds : il n'y a charlatanisme que là où il y a mensonge ; il y a charlatanisme chez l'écrivain qui vante à son profit un mauvais livre ou une mauvaise pièce; chez l'industriel qui appelle les capitaux, en leur promettant cinquante pour cent d'intérêt annuel; chez le marchand qui affirme que sa marchandise lui coûte plus cher qu'il ne la vend; chez le médecin qui prétend guérir les maladies incurables ; chez le pharmacien qui donne à ses remèdes des propriétés inconciliables ou contradictoires; chez tous ceux enfin qui spéculent sur la crédulité, la superstition ou l'ignorance, le pharmacien comme les autres, pas plus que les autres.

Il faut le dire, les adversaires de la publicité médicale et pharmaceutique ont eu longtemps pour auxiliaires les journaux scientifiques des deux professions. Il y avait à cela deux raisons : d'abord une alliance dans le prétendu puritanisme; ensuite, pour certains, l'impossibilité de faire des annonces, faute du timbre, qui les excluait radicalement. On remarquera qu'un journal peu répandu aurait pu se soumettre au timbre et récolter le prix des annonces, prix supérieur aux frais du timbre; tandis qu'un journal très-répandu aurait dépensé en timbre beaucoup plus que n'eussent produit les annonces.

Les annonces ne voulaient pas du premier, le dernier ne voulait pas d'annonces.

La *France médicale et pharmaceutique* entra résolûment, dès sa fondation, dans la voie du timbre et de l'annonce; elle fut naturellement battue en brèche par la presse scientifique *collet monté*.

Les esprits sont changeants, et la vérité s'en trouve souvent bien; aujourd'hui le plus grand nombre des journaux de médecine et de pharmacie autorisés à faire des annonces spéciales, sans être obligés au timbre, reçoivent des annonces payées, les publient et font cortége à la *France médicale et pharmaceutique*. Félicitons sans réserve les écrivains qui sont entrés dans ce progrès.

Je sais bien que quelques rédacteurs s'abritent encore sous cette considération peu digne d'hommes de cœur et de conviction, que les annonces sont jetées sur les dernières pages, sur la couverture du journal, espèce de léproserie dont ils répudient la responsabilité.

L'annonce payée, reçue dans le journal, a le même caractère que la réclame, même gratuite, qui fait corps avec la rédaction courante, quelles que soient sa place, sa forme et ses allures; elle y porte son drapeau et son obole étroitement unis : ici, aucune transaction n'est possible.

J'ai reconnu les excès de certaines annonces, et je les ai franchement blâmés; mais je dois ajouter que c'est surtout le journal scientifique qui devrait, pour sa dignité, faire la police des annonces qu'il imprime, aussi bien que des articles d'un autre ordre.

Il rendrait alors un double service : à l'annonceur, qui se trouverait heureux d'un avis sérieux, consciencieusement donné ; aux lecteurs, qui n'auraient rien à retrancher du style ni des promesses de l'annonce et de la réclame.

Il me serait facile de faire l'historique des nombreux procès ayant l'annonce pour cause ou pour prétexte. On y trouverait certes de grands enseignements ; mais il y aurait aussi des froissements, des irritations dont je ne veux pas réveiller les germes, et, si je n'ai pu taire que c'est dans le corps même de la pharmacie que l'annonce comme la spécialité a rencontré les plus rudes adversaires, les plus passionnés détracteurs, je dois ajouter qu'un grand et salutaire apaisement s'est produit. A l'exemple des écrivains de la presse scientifique, beaucoup d'esprits élevés, qui jadis repoussaient la pensée même de l'annonce, sont aujourd'hui ralliés à la publicité loyale et sincère, celle que je préconise.

En terminant cette série d'articles sur la pharmacie, qu'il me soit permis de faire appel aux souvenirs de tous les hommes qui ont suivi le mouvement pharmaceutique depuis quarante ans. Ils verront que beaucoup d'entraves et une aggravation de responsabilité, sans compensation, résument à peu près les modifications apportées dans nos lois et règlements professionnels pendant cette période. C'est que tous les pouvoirs ont pris trop exclusivement leurs renseignements auprès des notabilités scientifiques et administratives, et ils ont trop négligé les avis des pharmaciens praticiens.

Certes, je ne mets en suspicion la bonne foi de personne ; mais je voudrais que toutes les faces de la question fussent toujours exposées par les intéressés, grands et petits, riches et pauvres : professeurs, pharmaciens des hôpitaux civils et militaires, praticiens de la ville et des campagnes.

C'est dans cet esprit que j'ai pris la plume, disant toute ma pensée, prêt à le reconnaître si je me trompe, mais ayant conscience d'un devoir loyalement rempli.

Je convie tous mes confrères à demander partout et toujours tout ce qui peut relever la dignité professionnelle, mais aussi tout ce qui peut leur procurer le bien-être dans le travail.

Il ne serait pas difficile d'établir une réglementation qui donnât au pharmacien une liberté plus grande d'action et d'appréciation ; la sévérité de nos études rend cette liberté compatible avec les droits de la santé publique.

APPENDICE.

J'ai réuni, sous ce titre général, plusieurs articles que j'ai publiés à diverses époques, et qui ont un rapport direct avec le sujet principal de cette publication.

VIII

DE LA VENTE DES MÉDICAMENTS

DESTINÉS AUX TRAITEMENTS DES ANIMAUX, PAR LES VÉTÉRINAIRES

RAPPORT lu à l'assemblée générale de la Société de prévoyance des Pharmaciens de Paris, par M. Fumouze, le 27 mars 1859.

« Les pharmaciens du département de l'Orne contre les vétérinaires détenteurs de remèdes destinés au traitement des animaux domestiques, et vendant lesdits remèdes ; également détenteurs de substances vénéneuses. »

Messieurs,

En 1847, un jugement rendu par le tribunal d'Argentan, sur les poursuites du ministère public, relaxa le sieur Lemière, vétérinaire empirique (non breveté), chez lequel on avait trouvé et saisi des remèdes destinés au traitement des animaux domestiques; le tribunal décidait que *ce fait bien constant* ne constituait aucun délit.

Sur l'appel du ministère public, le jugement a été confirmé, en 1848, par arrêt de la cour de Caen.

Cependant, à l'instigation des pharmaciens qui se disaient lésés, le jury médical du département de l'Orne, assisté d'un commissaire de police, formula plusieurs procès-verbaux contre des vétérinaires également détenteurs des mêmes remèdes.

L'affaire, portée devant le tribunal de Domfront, donna, une fois de plus, raison aux vétérinaires.

Les pharmaciens s'adressent alors à M. Hamel, éminent avocat d'Argentan, et ajoutent aux faits déjà connus que, parmi les remèdes trouvés chez les vétérinaires, apparaissent des substances vénéneuses portées au tableau annexé au décret du 8 juillet 1850. Il est à remarquer que cette allégation se produit ici pour la première fois; M. le docteur Delaporte, membre du jury médical de l'Orne, n'en dit pas un mot dans ses deux lettres à M. le vice-président de notre Conseil.

Ces deux lettres, messieurs, me paraissent avoir

été inspirées par l'heureuse issue du procès contre l'homœopathie trop exigeante; c'est un hommage rendu à votre sagesse.

Nos confrères d'Angoulême, animés du dévouement le plus louable, avaient cependant fait fausse route et succombé dans leur ville, à Bordeaux et à Poitiers, quand la raison était toute de leur côté. C'est alors qu'ils s'adressèrent à votre Conseil, qui me fit l'honneur de me nommer son rapporteur. Je fus assez heureux pour découvrir le défaut de la cuirasse, et les pharmaciens d'Angoulême eurent l'esprit et le courage de renoncer aux questions qui embarrassaient le débat pour ne s'occuper que d'*un principe*. Sous votre inspiration, la question avait réellement changé de terrain, lorsqu'elle arriva devant la Cour de cassation, toutes chambres réunies.

Le succès fut complet, et l'on peut dire aujourd'hui en toute sûreté : « Si le médecin seul a le droit de prescrire le remède, le droit de le préparer et de le vendre appartient exclusivement au pharmacien, quel que soit le système, quelle qu'ait été la méthode invoqués. »

Souffrant par la concurrence que leur font les vétérinaires, nos confrères de l'Orne, à leur tour, paraîtraient disposés à faire une question de principe de la situation, poussant l'affaire jusqu'en dernier ressort; ils demandent votre avis, votre concours. Encore une fois, votre Conseil m'a chargé d'examiner des faits et circonstances peu en rapport avec mes capacités et la nature de mes études; votre bienveillance habituelle excusera mes défaillances.

Je divise mon travail en deux parties distinctes: « Détention et vente de remèdes destinés au traitement des animaux, d'une part; détention de substances vénéneuses, d'autre part. »

J'aborde le premier point :

Claude Bourgelat est le véritable fondateur de la science vétérinaire en France; en 1765, il obtint la création de deux écoles vétérinaires à Paris et à Lyon, dont il fut nommé inspecteur général. C'est alors qu'il rédigea les règlements acceptés par l'autorité et mis à exécution en 1777. On y voit :

« Les écoles des vétérinaires seront pourvues d'un jardin botanique et d'*une pharmacie;* les élèves seront exercés à la préparation des médicaments galéniques, magistraux et officinaux, qu'ils pourront vendre aux particuliers; ils pourront établir des *pharmacies particulières;* qu'ils seront en état de garnir des huiles, emplâtres, onguents, baumes les plus usités dans la pratique. »

Si actuellement on se reporte à l'article 6 de la déclaration royale de la même année (avril 1777) *sur la pharmacie,* article qui défend aux épiciers et à toutes autres personnes de vendre et débiter aucuns médicaments, *entrant au corps humain,* on arrive à cette conséquence que le vétérinaire, à cette époque, pouvait préparer et vendre les remèdes destinés au traitement des animaux. Les règlements élaborés par Bourgelat et la déclaration royale sont si rapprochés, qu'on ne saurait admettre une autre interprétation.

Un décret impérial du 15 janvier 1813 sur la médecine vétérinaire porte, article 5 : « L'enseigne-« ment a pour objet de former des maréchaux « vétérinaires, et se divise en deux cours :

« Le premier, commun à toutes les écoles, « comprend :

« 1°. . . . .

« 2°. . . . .

« 3° La botanique, *pharmacie* et matière médi-« cale vétérinaire, etc. »

Les articles 15 et 16 disposent que les médecins et les maréchaux vétérinaires *devront for-*

mer des ateliers de maréchallerie et faire des élèves auxquels ils pourront délivrer un certificat de *maréchal expert.*

Voilà donc trois ordres officiels dans la hiérarchie vétérinaire, qu'il m'a paru opportun de vous signaler en passant.

Le 1er septembre 1825, une ordonnance de Charles X confirme le système des études et ajoute, article 19 : « Que les élèves justifiant de quatre années d'études, et qui seront reconnus par le jury en état d'exercer la *médecine des animaux*, recevront un diplôme de vétérinaire, au prix de 100 fr. »

Je ne trouve plus rien, après cela, et mon appréciation doit reposer sur les bases que je viens d'énoncer.

En présence de cette législation, chaque fois qu'un vétérinaire a été poursuivi pour débit de médicaments destinés au traitement des animaux, il a été acquitté (je ne connais, au moins, aucune autre décision judiciaire) : il lui a suffi, pour sa défense, d'invoquer les documents que je vous ai cités; et lorsqu'on a argumenté contre lui avec la loi de germinal an XI, il a répondu que cette loi n'effaça jamais le règlement de Bourgelat, *le seul qui le touche*, et qu'il ne faut pas confondre avec la déclaration royale sa voisine. Enfin, il a excipé du décret du 15 janvier 1813, postérieur à la loi de germinal, où cependant le mot *pharmacie* est placé de telle façon, qu'il semble devoir comporter la même signification que dans le règlement de 1777.

Ainsi l'avaient jugé le tribunal de Colmar, 11 juillet 1832, et celui de Corbeil (affaire Durand), 20 février 1839. (Dalloz, tome XXXI.)

La jurisprudence des tribunaux de Domfront et d'Argentan, confirmée par arrêt de la cour de Caen, avait donc des précédents.

Je dois, messieurs, appeler votre attention sur ce considérant du tribunal de Corbeil :

« Considérant que, si le grade de vétérinaire « donné aux élèves est une garantie pour les pro- « priétaires d'animaux, il n'est cependant pas in- « terdit à toute personne qui veut s'en occuper « d'exercer la médecine des animaux, car aucune « loi ne déclare que cet exercice constitue un délit, « soit une contravention, etc. »

A quoi servent donc les lois et ordonnances qu ont établi trois ordres de vétérinaires?

C'est que, messieurs, nous devons le reconnaître, pour le magistrat qui examine les choses froidement, sans préoccupation des intérêts privés, il y a toujours une grande différence entre l'animal le plus noble et l'homme le plus infime. Tuer un bœuf, un lièvre, un cerf, avec du plomb, du fer ou du poison, n'est pas un crime; et si la loi Grammont protége la bête contre la brutalité des hommes, c'est moins par des sentiments d'humanité que par l'importance de conserver à la société des animaux dont elle tire profit.

La jurisprudence est donc assise sur des lois qui ont toute leur vigueur, que je crois insuffisantes, contre lesquelles il est permis d'élever la voix; mais qu'il faut respecter tant qu'elles seront debout. *Dura lex, sed lex.*

Nos confrères d'Argentan, à l'exemple de ceux d'Angoulême, doivent-ils passer par tous les ressorts de la justice pour obtenir un arrêt définitif de la Cour de cassation, qui changerait l'état des choses, amenant à la pharmacie la vente de toutes les drogues vétérinaires?

D'accord avec l'avocat consulté, je ne pense pas qu'on doive tenter l'aventure; notre action doit se borner à rappeler les vœux du congrès médical, sur lesquels notre savant maître M. Guibourt a déjà appelé l'attention générale : « Demandons aujourd'hui et toujours : 1° que l'art vétérinaire ne puisse être exercé en France que par des hommes instruits dans les écoles vétérinaires et pourvus d'un diplôme; 2° que les vétérinaires ne puissent tenir et vendre des médicaments que dans les mêmes circonstances que les médecins et officiers de santé. »

SUBSTANCES VÉNÉNEUSES DÉTENUES PAR UN VÉTÉRINAIRE.

L'ordonnance du 29 octobre 1846 distingue le commerce des substances vénéneuses, en général, de la vente de ces mêmes substances, pour *l'usage de la médecine.*

L'article 5 est ainsi conçu :

« La vente des substances vénéneuses ne peut être faite pour l'usage de la médecine que par les pharmaciens et sur la prescription d'un médecin, chirurgien, officier de santé, ou d'un *vétérinaire breveté.* »

Ainsi, le maréchal vétérinaire et le maréchal expert, non plus que le vétérinaire empirique, ne peuvent prescrire ces substances;—le vétérinaire à brevet, seul, jouit de ce privilége avec les médecins des hommes.—Il y a certes matière à argumentation !... Ce n'est pas sans dessein que le législateur a introduit ici le vétérinaire. Ne nous abusons pas cependant, messieurs, les drogues vétérinaires comportent beaucoup de substances vénéneuses, et lorsqu'on en trouvera chez un vétérinaire quelconque, il ne manquera pas de déclarer qu'il ne vend jamais ces substances isolément; qu'elles lui servent à préparer ses médicaments; qu'une ordonnance ne peut, par une phrase incidente, changer toute une législation; qu'il faut, dans chaque genre d'affaire, consulter la loi qui lui est propre, et non point des règlements qui l'effleurent à peine.

Messieurs, je dois vous dire que le conseil de nos confrères de l'Orne hésite et cherche les biais; néanmoins, il voudrait que l'affaire fût poussée à fond *sur ce point*. Contrairement à lui, je pense que les pharmaciens seraient mal accueillis dans l'espèce; les magistrats ne trouveraient probablement pas une concurrence préjudiciable au corps pharmaceutique, dans la détention ou la vente de substances vénéneuses par des vétérinaires; les délits de cette nature tombant sous le coup de la vindicte publique, l'intervention étrangère pourrait bien être repoussée. Enfin, la loi sur les poisons est si déplorable ; elle a été, à juste titre, si mal accueillie par nous, que dût-on gagner sur ce point du procès, je verrais avec tristesse allouer quelques bribes de dommages-intérêts dans les circonstances qui nous occupent; et quand ce succès ne serait pas problématique, il faudrait se souvenir que vainqueurs et vaincus, je veux dire plaideurs parcourant tous les ressorts, passeraient sous les fourches caudines. (Exemple, l'affaire d'Angoulême qui, malgré le succès, pèse sur la pharmacie pour 5 à 6,000 fr.). En réalité, la solution la plus favorable serait peu fructueuse à notre profession.

Ici, messieurs, permettez-moi une digression :

En août 1858, un médecin appelé par un campagnard ordonne un vomitif, qu'il fait parvenir au malade par le facteur rural. Le même jour la femme du patient achète chez un épicier de la *mort aux mouches* (cobalt arsenical), et, par une fatale erreur, l'administre à son mari, croyant lui donner le vomitif. Le malade meurt dans d'atroces douleurs; l'opinion s'émeut, la justice informe, et l'affaire aboutit devant le tribunal correctionnel de Tours.

A l'audience, l'épicier avoue qu'il vend, *ainsi*

que tous ses confrères, la mort aux mouches au premier venu, ne soupçonnant pas que cela fût du poison.—« Je l'achetais moi-même, dit-il, par petits paquets, et la conservais ainsi au milieu de mes autres marchandises. » — De telle sorte que les denrées alimentaires de ses magasins pouvaient *fort innocemment* être assaisonnées à l'arsenic.

L'épicier a été condamné à 25 fr. d'amende, par application de la loi de germinal an XI (*le Droit,* 28 octobre 1858).

La loi du 19 juillet 1845, sur la vente des substances vénéneuses, punit la contravention aux ordonnances sur la matière d'une amende de 100 fr. à 300 fr. et d'un emprisonnement de six jours à deux mois.

L'ordonnance du 29 octobre 1846 formule l'obligation, pour toute personne qui veut faire le commerce des substances vénéneuses, d'en faire préalablement la déclaration au maire de la commune.

L'art. 10 de cette ordonnance défend notamment l'emploi de l'arsenic et de ses composés, pour la *destruction des insectes.*

L'arsenic et ses préparations figurent dans le tableau rectificatif du 8 juillet 1850.

Le pharmacien, homme de science, est astreint

à tenir sous clef les substances vénéneuses; il ne les délivre que sur ordonnances prévues par les lois; la moindre erreur l'expose à toutes les rigueurs des tribunaux, lors même que l'élève *seul* s'est trompé.

Cependant le tribunal de Tours, en présence de la mort d'un homme, causée par l'imprudence d'un épicier ignare, qui jetait pêle-mêle des paquets d'arsenic au milieu de ses condiments,— sucre, café, sel, poivre,—et les vendait au premier demandant, comme le font, assure-t-il, *tous ses semblables ;* le tribunal n'a vu qu'un délit prévu par la loi de germinal ! Évidemment, c'est l'ignorance de l'épicier qui l'a sauvé !

Ne demandons pas plus de sévérité, soyons cléments avec la justice, n'oublions pas qu'un grand nombre de vétérinaires de la campagne, au point de vue de la science, marchent de pair avec l'épicier, et seraient traités de même par les tribunaux.

Que ceci nous serve d'enseignement. *La loi sur les poisons a une sévérité relative au degré scientifique de chacun.* Cela choque la raison, mais il faut s'incliner et attendre.

CONCLUSION.

J'estime :

1° Qu'il n'y a pas lieu de donner suite au procès commencé par les pharmaciens du département de l'Orne ;

2° Qu'il ne faut laisser échapper aucune occasion de protester contre la législation et la jurisprudence qui règlent la profession de vétérinaire.

Paris, le 2 novembre 1858.

FUMOUZE.

ANNEXE AU RAPPORT SUR LES VÉTÉRINAIRES.

Messieurs,

Depuis que ce rapport a été envoyé à nos confrères de l'Orne, un fait récent est venu convertir en vérité ce qui n'était qu'une appréhension dans l'esprit du Conseil, en ce qui touche la vente des substances vénéneuses par les pharmaciens.

Une malheureuse femme des environs de Paris avait décidé la mort de son mari. Pour déjouer les investigations du voisinage et de la justice, elle conçut un plan machiavélique, qu'on s'étonne de rencontrer chez une paysanne sans éducation : elle administra chaque jour de faibles doses d'émétique, jusqu'à ce que la mort s'ensuivît.

Un très-habile médecin pratiqua l'autopsie et constata une inflammation, qui avait dû causer la mort ; toutefois, il conclut avec une rare sagacité que cela ne constituait pas à ses yeux un empoisonnement, puisqu'un grand nombre d'autres corps non toxiques peuvent produire des effets semblables.

Deux experts déclarèrent, au contraire, qu'il y avait eu empoisonnement *lent,* mais *véritable,* et la femme coupable fut condamnée aux travaux forcés.

Au cours de l'instruction, il fut établi que les ruses les plus habiles avaient entraîné des élèves en pharmacie (aucun pharmacien n'y a été pris en personne) à délivrer de loin en loin quelques centigrammes d'émétique, sans prescription des médecins.

« Ma maîtresse se meurt, elle étouffe, je suis vite accourue vous demander un grain d'émétique. »

Ou bien c'était un enfant atteint du croup et auquel il était urgent d'administrer l'émétique, en attendant le médecin, etc., etc., avec pleurs et gémissements attendrissants.

Or des agents de police se présentèrent plus tard dans les pharmacies désignées par l'accusée, accompagnés des servantes de celle-ci, qui interpellaient les élèves, se faisaient reconnaître par eux et *amenaient l'aveu des ventes d'émétique*. Quelques élèves nièrent énergiquement. Dans les cas de vente avouée, aucune inscription ne l'indiquait sur les livres de la pharmacie. Un pharmacien avait livré cinquante centigrammes; mais c'était sur une ordonnance à *signature illisible*, et portée ainsi sur les livres : *Signé* : X. D. M.

La condamnation contre la femme était prononcée depuis plusieurs mois, lorsque récemment une citation à comparaître devant le tribunal de police correctionnelle surprit tous les pharmaciens qui avaient témoigné dans la cause (et parmi eux se trouve un des notables de l'Empire), sous la prévention d'avoir vendu de l'émétique, *substance vénéneuse*, sans se conformer aux lois et ordonnances sur la matière.

A l'audience, le ministère public, tout en rendant hommage à la prudence habituelle des pharmaciens, a requis l'application de la loi, *ne fût-ce que pour servir d'exemple à la pharmacie !...*

Des observations judicieuses ont établi que *les élèves seuls* ayant livré les substances en dehors de leurs chefs, et contrairement aux ordres qu'ils en avaient reçus en entrant chez eux, c'était sur eux, *élèves,* que devait reposer la responsabilité principale, les patrons ne pouvant être mis en cause que subsidiairement ! Cette prétention a été repoussée. Les pharmaciens dont les élèves avaient nié la vente d'émétique ont été renvoyés des fins de la plainte, ainsi que celui qui avait transcrit sur ses livres l'ordonnance à signature illisible.

Les autres, vu les circonstances atténuantes, ont été condamnés chacun en 50 fr. d'amende, et l'un d'eux à 100 fr., pour cause de récidive.

Votre Conseil vous devait ces communications qui vous mettront en garde contre les ruses infernales à l'aide desquelles on cherche souvent à éveiller nos sentiments d'humanité : dès qu'un homme est blessé dans la rue, on le porte dans nos officines ; s'il survient un accident autour de nous, on accourt implorer notre assistance en attendant le médecin ; nous pansons les blessures, nous administrons les antidotes sans qu'on s'en étonne ; c'est à peine si on nous en sait gré !

Vous savez aujourd'hui, et votre Conseil en a été très-péniblement affecté, la part qui nous est réservée en justice pour des infractions regrettables sans doute, mais que nous ne pouvons pas toujours empêcher, à moins de nous résigner au métier d'esclave, cloué derrière son comptoir.

Quelques mots sont encore utiles pour vous édifier complétement sur les obligations que la loi nous impose sur les poisons, et d'abord voyons comment la législation s'est formée et les charges qu'elle a progressivement déversées sur la pharmacie. — Jusqu'au XVIIe siècle, la vente des poisons reste libre, et l'histoire a consigné les noms de célèbres empoisonneurs qui savaient préparer des poisons tellement subtils, que la simple respiration d'une de leurs fleurs, des gants de leur façon portés quelques instants, frappaient de mort comme le poignard. En 1682, un édit défend à *tous* la vente de l'*arsenic*, du *réalgar*, du *sublimé* et autres drogues réputées poisons, si ce n'est à des personnes connues et domiciliées, auxquelles telles drogues sont nécessaires pour leur profession, lesquelles écriront tout de suite, et sans aucun blanc, sur un registre à ce destiné et parafé à cet effet par le lieutenant général de police, leurs noms, qualités et demeures, l'année, le mois, le jour et la quantité qu'ils auront prise desdites drogues, ainsi que l'objet de leur emploi.

A l'égard des personnes étrangères ou inconnues, ou qui ne savent pas écrire, il ne leur en sera délivré que si elles sont accompagnées de personnes connues, ou qui signent pour elles.

« Seront, au surplus, tous poisons et drogues dangereuses tenus et gardés en lieux sûrs et séparés, *sous la clef du maître seul*, sans que les femmes, enfants, domestiques, garçons ou apprentis en puissent disposer, vendre ou débiter, sous les mêmes peines que les maîtres. »

Le 3 décembre 1776, un règlement du bureau central rappelle aux membres du collége de pharmacie, aux épiciers et à tous autres, les lois et ordonnances sur l'achat et la vente des poisons et particulièrement l'édit de juillet 1682; la déclaration royale de 1777 renouvelle ces dispositions.

L'article 34 de la loi de germinal an XI reproduit à peu près les dispositions précédentes, avec cette modification grave : « sous peine de 3,000 fr. d'amende, » et le conseiller d'État, préfet Dubois, fait publier, le 31 décembre 1803, un état *des substances réputées vénéneuses*, au nombre de 129, parmi lesquelles *la chaux vive, l'étain, le verre, l'émétique, l'alcool, le camphre, le safran*... Ainsi, jusqu'à ce moment, les lois et la jurisprudence confondaient la vente des poisons pour les arts, l'industrie, la médecine, etc.; lois sévères, mais claires, bien déterminées, donnant aux vendeurs des droits d'appréciation, garantissant la société par de suffisantes précautions.

L'énormité du chiffre de l'amende engendra de nombreux débats, à la suite desquels la Cour de cassation arrêta que l'amende de 3,000 fr. était fixe, déterminée et ne pouvait varier (28 janvier 1830.— Sirey.)

Nous arrivons à la loi du 19 juillet 1845, suivie de l'ordonnance du 29 octobre 1846. Cette ordonnance sépare résolûment la vente des poisons pour les arts et l'industrie, de la vente des substances vénéneuses pour l'usage de la médecine, qui ne pourra être faite que par les pharmaciens, ainsi que nous l'avons dit précédemment. Mais ce que nous ne saurions trop répéter, c'est l'obligation de ne *délivrer jamais, quelles que soient les circonstances*, un atome de ces substances, sans l'inscrire sur le livre *ad hoc*, que doit avoir chaque pharmacien. L'urgence la mieux démontrée et cette inscription motivée, peuvent seules nous abriter contre les rigueurs de la loi ; et encore n'oserions-nous l'affirmer que pour les cas où le pharmacien *administrerait lui-même la substance en attendant le médecin.*

Le tableau qui accompagnait l'ordonnance de 1846 était d'une telle défectuosité, en l'état de la science, que l'administration elle-même demanda des instructions à l'Académie de médecine. Sur un rapport de M. Bussy, le savant directeur de l'École de pharmacie, un décret du 8 juillet 1850 le modifia ainsi qu'il suit :

TABLEAU DES SUBSTANCES VÉNÉNEUSES.

Acide cyanhydrique.
Alcaloïdes végétaux vénéneux et leurs sels.
Arsenic et ses préparations.
Belladone, extrait et teinture.
Cantharides entières, poudre et extrait.
Nicotine.
Nitrate de mercure.

Opium et son extrait.

Phosphore.

Chloroforme.

Ciguë, extrait et teinture.

Cyanure de mercure.

Cyanure de potassium.

Sublimé corrosif.

Digitale, extrait et teinture.

Émétique.

Jusquiame, extrait et teinture.

Seigle ergoté.

Stramonium, extrait et teinture.

Ces substances ne sont certainement pas les seules que le pharmacien doit tenir sous clef ; mais la place qu'elles occupent dans l'ordonnance sur les poisons donne un caractère particulier de gravité aux contraventions dont elles sont l'objet. C'est pour cela que votre Conseil a vu une certaine utilité à les rappeler dans son compte rendu.

FUMOUZE.

(Adopté à l'unanimité.)

IX

RAPPORT DE M. FUMOUZE

SUR LES QUESTIONS QUI DOIVENT ÊTRE DISCUTÉES AU CONGRÈS PHARMACEUTIQUE DE BORDEAUX [1].

Lu à l'assemblée générale de la Société de prévoyance des pharmaciens de Paris, le 27 mars 1859.

L'honorable vice-président de notre Conseil a tenu dans les congrès pharmaceutiques le langage élevé auquel il a accoutumé ses auditeurs; sur toutes les questions, il a montré une grande réso-

---

1 Quoique toutes les questions soumises au congrès pharmaceutique de Bordeaux n'aient pas obtenu la solution que je désirais, notamment celle des chambres syndicales, je donne textuellement ici le rapport dont j'avais été chargé, et qui fut approuvé par l'unanimité des membres composant l'assemblée générale de la Société de prévoyance du 27 mars 1859.

lution dans la voie que nous avons adoptée, attirant à lui toutes les sympathies par l'aménité du discours, amenant la conviction dans les esprits par la sagesse et la raison.

Les congrès, à partir du grand congrès médical, n'ont encore porté que peu de fruits saisissables; cependant, il est permis de penser que les questions qu'ils ont élucidées ne sont pas perdues dans les cartons aux oubliettes. Au moment donné, l'autorité y puisera pour l'amélioration des lois, que nous poursuivons avec calme, mais avec persévérance.

En toute hypothèse, les congrès pharmaceutiques ont ce résultat immédiat, de mettre en contact les délégués de la grande famille, et d'en unir plus étroitement tous les membres, en divulguant ce principe qui a fait la force de notre société :

« Union de toute la pharmacie contre les parasites qui l'entourent et la dépouillent, respect absolu à tous les errements honnêtes dans l'exercice professionnel. »

Nos confrères des départements qui ont les yeux sur nous, qui savent notre abnégation parisienne lorsque l'intérêt général est en jeu, entrent chaque jour dans cette voie tracée par vous, qui est bien celle du progrès ; les sociétés de pharmacie se multiplient et apportent à l'œuvre ce concours de hautes lumières auxquelles nous sommes heureux d'applaudir ; le mouvement s'étend dans la France entière ; l'isolement fait place à l'association.

Tenez toujours d'une main ferme, messieurs, ce drapeau des générations modernes ; faites-en, pour ainsi dire, le miroir qui reflétera ses rayons sur toutes les surfaces pharmaceutiques.

Plusieurs des questions qui déjà ont occupé les congrès, celles qui seront à l'ordre du jour de la première réunion des délégués, ne sont pas absolument nouvelles pour vous ; elles avaient, dès longtemps ému vos esprits, quelques-unes même avaient trouvé solution complète. L'intérêt qu'elles présentent à nos confrères des départements prouve une fois de plus la justesse de vos vues.

Examinons-les donc à nouveau avec leur précieux concours.

PREMIÈRE QUESTION.

« De l'utilité de la création des chambres syndicales de pharmacie. »

Le rapport de notre délégué, sur le congrès de

Rouen, a singulièrement élucidé cette question, et nous pourrions en toute sûreté nous en tenir à lui pour faire prévaloir notre opinion défavorable aux chambres syndicales. La commission ne s'en est donc occupée que par obéissance à ses devoirs.

Si nous consultons les auteurs estimés, nous découvrons deux espèces de chambres syndicales, les unes écrites dans les lois, *obligatoires ;* les autres *volontaires*, presque clandestines.

« La chambre syndicale, dit Bescherelle, est une espèce de *tribunal disciplinaire,* institué pour juger les infractions aux règlements d'une corporation et aux devoirs imposés à ses membres. »

« La liberté absolue qui règne dans l'industrie, ajoutent certains encyclopédistes, et *qui a donné lieu à la concurrence la plus effrénée,* a fait penser aux bons esprits—*les leurs sans doute?*—qu'une autorité syndicale pourrait exercer dans cette sphère une action salutaire... »

Les avoués, les notaires, ont des chambres obligatoires, qui sont consultées quand se présentent de nouveaux titulaires ; qui peuvent être appelées à régler les honoraires ; qui censurent et provoquent même des démissions, etc.

Mais il ne faut pas perdre de vue que l'on se

trouve ici en présence d'officiers ministériels, à nombre limité, obéissant à une taxe légale et auxquels il est défendu de se livrer à des opérations de commerce.

La compagnie des avocats n'a pas de chambre; mais un *conseil de l'ordre* obligatoire est le gardien électif de la dignité professionnelle; c'est lui qui fait la police de la famille, ouvrant ou fermant le tableau librement, *disciplinairement;*—là s'arrête sa mission, qui ne ressemble en rien à celle des chambres syndicales, précisément en raison de l'indépendance particulière de l'avocat.

Dans la finance, dans l'industrie, il n'est pas rare de rencontrer des syndicats,—ce mot est fort complaisant;—en général, ce sont les gros bonnets qui se constituent silencieusement en comités, pour défendre ou diriger le cours des marchandises ou des titres qui les intéressent;—nous n'applaudissons pas, nous racontons.—Est-ce par là qu'on entendrait faire brèche à la concurrence effrénée?....

D'autres exemples pourraient être cités, cela n'est pas nécessaire pour faire comprendre l'impopularité des syndicats dans la pharmacie.

Tous les bons esprits admettent aujourd'hui la dualité du pharmacien.

« C'est un homme de science, c'est aussi un commerçant. »

Le nombre des pharmaciens est illimité, il n'y a pas en France de tarif légal ou taxe de médicaments, comme dans le nord de l'Europe ; aucune puissance ne peut empêcher le pharmacien de première classe de porter ses pénates et son industrie au lieu qui lui convient le mieux,—la pharmacie est donc pleinement un *art libéral* qui ne saurait être avantageusement soumis aux obligations imposées à des officiers ministériels, qui n'a pas à suivre les grands spéculateurs dans leurs cabales financières.

Messieurs,

Votre Conseil pense que la mesure la plus salutaire, la plus digne, la seule nécessaire, consiste à donner aux Conseils des sociétés de pharmacie *les pouvoirs du père de famille*, et conséquemment à multiplier le nombre de ces sociétés.—Ces Conseils feront alors une police affectueuse et de persuasion ; et si des tempéraments insolites devaient être traités rigoureusement, les assemblées des sociétaires pourraient toujours agir comme *cours d'appel souveraines.*

Voyez ce qui se passe au milieu de nous ; un conflit grave s'élève entre deux pharmaciens de Paris, dont l'un n'est pas inscrit sur les registres de notre Société ; cependant c'est à vous qu'on s'adresse, et notre honorable président a obtenu un résultat très-satisfaisant de sa bienveillante intervention.

C'est là ce que nous voulons, tout ce que nous voulons : « conciliation entre nous et par nous ! » Pour cela, point n'est besoin de chambres syndicales, agissant officiellement et pesant sur nos libertés professionnelles, sans nous offrir de compensation.

Votre Conseil émet le vœu qu'elles soient étouffées [1] purement et simplement à Bordeaux et par-

---

[1] Il m'a été dit que ce mot *étouffées* avait paru de mauvais aloi, en ce sens qu'il indiquait une pensée de domination. Rien n'est plus contraire à mon esprit. Je l'ai prouvé, en luttant, quoique vainement, avec toute l'énergie dont je suis capable, pour empêcher la retraite de notre délégué.

J'aurais préféré, aux congrès, l'action de chaque société, traitant les questions à son point de vue, pour grouper ensuite tous les travaux, même contradictoires, et les soumettre à l'autorité ; j'évitais ainsi des froissements fâcheux, en pro-

tout, sous le poids des excellentes raisons fournies par votre délégué dans les délibérations de Rouen et celles à venir.

DEUXIÈME QUESTION.

« De la révision du *Codex* et des améliorations à y introduire. »

Le *Codex,* ouvrage certainement remarquable, devient cependant insuffisant dès *son jeune âge;* il a bien en naissant quelques petits vices de tempérament, mais cela peut arriver aux meilleures natures, et il ne faut en parler qu'à voix contenue. La vérité, c'est que certaines de ses formules laissent à désirer; que le mouvement naturel de la science et de l'industrie en produit chaque jour de nouvelles; qu'il serait difficile, sinon impossible, de tenir officine ouverte selon les besoins et les exigences du jour, avec le *Codex* pour unique guide. Tous les pharmaciens savent cela.

---

duisant toutes les opinions. Mais du moment que la Société de Paris avait préféré entrer dans les congrès, il fallait qu'elle y restât jusqu'au bout, battant un jour, battue le lendemain, sans passion, si ce n'est celle de la vérité; réservant son opinion comme toutes les autres sociétés, lorsque cela paraîtrait indispensable.

Votre Conseil est d'avis :

1° Qu'il soit publié immédiatement une nouvelle édition du *Codex*, comblant les lacunes qui se sont faites depuis vingt ans ;

2° Que cette édition traite, plus amplement que ses aînées, *des règles générales de notre art;* donnant des exemples pour chaque préparation, avec détails plus complets sur la consistance, la couleur, l'odeur, la saveur des médicaments; et indiquant, autant que possible, les propriétés chimiques et physiques saillantes, etc., etc. ;

3° Que le pharmacien ait le droit d'exécuter toutes *les formules publiées sans opposition de l'autorité,* par les professeurs des écoles et autres savants, dont les ouvrages sont de véritables et indispensables annexes du *Codex.*

Votre commission ne manque pas de bonnes raisons pour motiver cet article 3; ces raisons, vous les avez développées à propos de l'article 32 de la loi de germinal an XI, dans vos *Observations sur le projet de loi à l'étude,* auquel il est encore bon de prêter attention, et dont notre habile délégué saura faire usage.

TROISIÈME QUESTION.

« Des prête-noms et des moyens d'en empêcher l'abus[1]. »

Le Conseil appelle votre attention sur ce passage de vos *Observations*, page 11 :

« Tout pharmacien devra faire inscrire son nom sur son officine et ses étiquettes, habiter le local où est située l'officine, et faire preuve, à toute réquisition de l'autorité, de la possession légale de son établissement. A l'avenir, nul ne pourra ouvrir une officine, qu'après qu'elle aura été reconnue d'une utilité publique, à la suite d'une enquête *dirigée par l'autorité municipale.* »

Ces mesures remédieraient certainement à l'*abus* des prête-noms et des pharmacies trop rapprochées, comme aussi elles amèneraient l'établissement de pharmacies nouvelles, partout où les besoins s'en feraient réellement sentir.

Les dispositions législatives qui ont précédé la loi de germinal an XI donnaient aux veuves des

---

[1] Cette question m'a beaucoup occupé, et je l'ai traitée particulièrement, pour en faire ressortir toutes les faces. (Voir chapitre V.)

pharmaciens le droit de conserver l'officine, pendant tout le temps de leur viduité, à la condition de *prendre un bon serviteur, expert et connaissant, qui sera examiné et approuvé par les gardes.* (Ordonnances de 1484 et 1514.) L'art. 17 des statuts royaux du 10 février 1780 renouvelle ainsi ces dispositions : « Les veuves des maîtres en pharmacie jouiront du droit de tenir officine, pendant leur viduité seulement, à la charge que chacune desdites officines sera sous la direction d'un maître, *au choix de la veuve*, et que ledit maître remettra au prévôt en exercice la soumission de fournir l'officine de proviseurs qui aient vingt-cinq ans accomplis et cinq ans de travail chez un maître du collége ; lesdites soumissions seront inscrites sur le registre du collége. » C'est bien là le principe des prête-noms, *réduit à un cas donné* et sauvegardant les doubles intérêts de la veuve et du public, autant que possible.

Cependant les législateurs de l'an XI, mus sans doute par cette pensée, qu'un gérant n'a pas le même intérêt à tenir la pharmacie d'un autre fournie de médicaments dont la qualité soit irréprochable, que s'il gérait sa propre chose et avait un intérêt direct à satisfaire sa clientèle ; que, par conséquent, les pharmacies ainsi administrées n'offrent pas suffisante garantie à la santé publique, les législateurs de l'an XI ne laissent plus aux veuves de pharmaciens (art. 41) que le temps strictement nécessaire pour vendre l'officine, *un an*, ou prendre un pharmacien pour associé.

« La pharmacie, étant moins un métier qu'une profession savante, doit être pour cette raison interdite aux femmes; d'ailleurs le projet de loi n'empêche pas les veuves d'associer à leur commerce des pharmaciens légalement reçus. » (*Rapport* de Carret au Tribunat.)

On le voit, tout prouve que, dans l'esprit des hommes de l'an XI, il fallait *un associé véritable*, même aux veuves de pharmaciens, et non plus des gérants ou prête-noms salariés.

Espérons que ce principe prévaudra définitivement dans les dispositions législatives ou judiciaires à venir, de manière à faire disparaître pour toujours ces choquantes associations factices entre un pharmacien, homme réellement à gage, et des tailleurs, maîtres d'hôtels ou autres industriels, qui ne peuvent avoir d'autre but qu'une exploitation productive, là où le pharmacien agissant pour son propre compte mettrait avant tout la dignité professionnelle.

QUATRIÈME QUESTION.

« De la vente des médicaments par les médecins, officiers de santé et vétérinaires; déterminer dans quelles circonstances elle peut être tolérée et empêchée. »

Nous savons tous aujourd'hui que les vétérinaires ont des droits fort étendus, très-inconcevables, fort abusifs.—Pour rester dans le cadre de la question *de la vente, etc.*

Votre Conseil pense qu'il faudrait les assimiler aux médecins dans l'esprit de l'art. 27 de la loi de germinal an XI, modifié selon ses *Observations* déjà citées, où nous avons demandé de restreindre le droit conféré aux médecins et officiers de santé de délivrer des médicaments *à ceux établis à plus de huit kilomètres d'une pharmacie ouverte.*

CINQUIÈME QUESTION.

« De l'extension du commerce de la pharmacie, et des moyens d'y faire rentrer une foule de substances simples ou composées, qui sont tombées dans le domaine public. »

Voici une question brûlante ! Le pharmacien qui a passé sa jeunesse sur les bancs des lycées et des écoles, qui n'a pu prendre un diplôme avant vingt-cinq ans, qui a usé son patrimoine pour établir une officine, sur lequel pèse une incessante et lourde responsabilité ; cet homme est-il condamné à voir en face de lui le premier venu, butinant publiquement sur son champ, lui enlevant sa meilleure récolte, s'enrichissant à ses dépens?

Messieurs, à une autre époque, lorsqu'un épais nuage était répandu sur nos yeux, une fatale division sépara les pharmaciens en deux camps;— croyez bien, messieurs, que votre Conseil ne veut pas réveiller des souvenirs fâcheux autrement que *faits de l'histoire;* la paix, l'union, la concorde sont avec nous, grâce au ciel, et les citations ne peuvent avoir pour but *que le profit de tous.*

Alors une pente insensible amena la justice à prononcer sur beaucoup de produits de la pharmacie militante;—des débats longs et plusieurs fois renouvelés fixèrent les magistrats; une nouvelle jurisprudence s'ensuivit : les pectoraux, lénitifs, cosmétiques, etc, passèrent de l'officine dans le domaine public; et, conséquence inévitable, les parasites s'emparèrent aussitôt de nos pâtes classiques, de plusieurs sirops, etc.

Des droguistes, des confiseurs, préparant à la

grosse, offrirent aux détaillants tous ces produits, *bien ou mal confectionnés.* Déjà le chocolat nous avait échappé ; le mal devint une calamité pour nos caisses.

Le public n'y regarde pas de très-près, et lorsque l'épicier ou l'herboriste lui vend les pâtes de guimauve, de jujube, les sirops d'orgeat, de groseille, à bas prix, il passe en fermant les yeux devant nos officines. Pourquoi donc, à ce point de vue, le pharmacien ne réduirait-il pas ses prix sur cette *marchandise mixte?* La loi lui défend de faire, dans l'officine, d'autre commerce que celui de la pharmacie ; qu'il ajoute donc à ses travaux ordinaires, à ce qui est encore exclusivement à lui, cette autre chose, non plus comme pharmacien, mais comme simple négociant,—concurrence aux parasites, en vendant les produits mixtes au plus bas prix, autant que faire se pourra.

Évidemment, lorsque le public aura des preuves nombreuses de ces dispositions; quand nous lui livrerons la farine de lin et de moutarde, la gomme et le sirop de limon au même prix que les petits marchands, il nous reviendra, parce qu'il sait, même dans son ignorance, que nous lui offrons plus de garanties.

Votre Conseil devait examiner la question sous toutes ses faces. Or, si les innocuités nous ont échappé, si nous exposons comment il nous paraît possible de les ressaisir, tout n'est pas dit.

Les eaux minérales forment un commerce particulier, qui devrait nous appartenir;

Les hospices et communautés diverses nous font une concurrence redoutable en plusieurs lieux;

Les vétérinaires préparent et vendent les drogues, ce qui, en toute honnêteté, nous revient de droit;

Les herboristes, établis principalement dans les grands centres, empiètent sans cesse sur la pharmacie.

Messieurs, tous ces dangers qui éveillent la sollicitude de nos confrères des départements, vous les aviez signalés et combattus; votre Conseil le voit à toutes les pages des *Observations* qu'il a publiées, et ne saurait trop inviter à en faire les méditations de tous les amis de la pharmacie.

Nous avions également demandé la modification de la loi, en ce qui touche les amendes auxquelles peuvent être condamnés les forbans de notre voisinage, parce que l'expérience a prouvé que les juges hésitent souvent devant l'amende fixe de 500 fr., et qu'il est équitable d'être clément pour un premier oubli et sévère contre les récidivistes.

Évidemment, si l'on fait droit à nos justes doléances, le commerce de la pharmacie aura un nouveau lustre et vous devra quelque reconnaissance.

Nous pensons que les congrès devront donner à votre travail une force nouvelle et sans limite.

Ici, messieurs, nous pourrions nous arrêter; cependant, permettez-nous de signaler le danger des questions professionnelles présentées *ex abrupto* à nos délégués ;—évidemment, si nous eussions été moins habilement représentés, si la sagesse pouvait être effrayée par l'épaisseur des bataillons, le principe des chambres syndicales était admis sans maturité, et nous aurions aujourd'hui à lutter là où sont dévolues toutes nos sympathies.

Votre Conseil se hasarde à proposer qu'il soit interdit aux congrès de s'éloigner du programme officiellement arrêté chaque année.

Vous n'avez pu manquer d'être frappés de cette circonstance que certaines sociétés étaient représentées à Rouen par deux délégués. — Dans le monde purement industriel, il n'est pas rare de rencontrer des assemblées où les voix ont pour base *la valeur* de l'intérêt possédé. Ainsi, 10 actions valant 1 voix, 100 actions en vaudront 10 dans la même main. Rarement un plus grand nombre d'actions donnera plus de 10 voix ; c'est qu'on a bien compris que si tous les intérêts sont respectables, la raison casée dans plusieurs têtes devait cependant surpasser celle des écus entassés dans un seul coffre.

En d'autres termes, et pour rester dans notre cadre, il pourrait être admis que chaque société de pharmacie envoyât les délégués qui lui conviendraient ; mais il est anormal qu'une société composée d'un trentaine de membres puisse avoir 2 voix, quand ses sœurs, qui comptent leurs sociétaires par centaines, se tiennent dans la modeste unité. La Société de prévoyance des pharmaciens du département de la Seine étant la plus nombreuse, il lui appartient d'émettre le vœu qu'il ne puisse y avoir dans les congrès *qu'une voix délibérative pour chaque société*. Ainsi ferez-vous, messieurs, si vous approuvez la pensée de votre commission.

Le congrès de Rouen a vu surgir des questions scientifiques d'un ordre élevé. Appellons-les de toutes nos forces comme le cortége le plus brillant des solutions *pratiques* qui motivent nos réunions ; mais ne les introduisons jamais dans le cadre officiel des congrès.

Les savants sont enclins à la controverse, la science abstraite est absolue dans ses voies ; si nous lui laissions ses coudées franches, nous la verrions bientôt régner en souveraine dans ces réunions, où chaque délégué se doit spécialement à la prospérité de la pharmacie, *corps de commerce*. La science a ses temples d'où elle répand ses lumières sur l'industrie ; à celle-ci la modeste mission d'en régler l'application par elle-même, sans entraînemen· et sans pression.

FUMOUZE.

(Adopté à l'unanimité.)

X

DU DÉCRET DU 22 AOUT 1854,

RELATIVEMENT A LA PHARMACIE[1].

Le décret du 23 août 1854, en donnant une nouvelle organisation à l'enseignement de la médecine et de la pharmacie, rapproche, pour ainsi dire, davantage les deux professions et ouvre une ère nouvelle à cette dernière ; car, en présence de la similitude des études premières dans les lycées et des obligations scolaires non moins grandes pour l'élève pharmacien de première classe que pour

---

[1] Quoique ce chapitre ait perdu sa valeur d'*actualité*, je le donne tel qu'il fut écrit en 1854 dans *la France médicale et pharmaceutique*.

l'élève docteur en médecine, il est permis d'espérer que le jour n'est pas loin où le pharmacien de première classe disparaîtra *pour faire place au docteur en pharmacie*, ainsi que cela existe chez quelques peuples du nord.

Malheureusement, le décret que nous examinons conserve les deux catégories de praticiens admises par les lois de ventôse et de germinal, avec cette différence cependant que ceux de la première, c'est-à-dire les docteurs en médecine et les pharmaciens de première classe, sont astreints au diplôme de bachelier ès sciences, et que ceux de la seconde, les officiers de santé et les pharmaciens de deuxième classe, en sont dispensés.

Depuis que les statistiques nous ont éclairé sur ce point, on ne peut plus invoquer la pénurie des secours médicaux et pharmaceutiques dans laquelle tomberaient les petites localités et les campagnes, si les médecins et les pharmaciens du second ordre étaient abolis, et l'on se prend à regretter, quand la nécessité n'en fait pas une loi, qu'un certain degré d'instruction ne soit pas exigé de ceux qui marchent presque les égaux des docteurs en médecine et des pharmaciens de première classe, les uns et les autres pourvus du diplôme de bachelier ès sciences. — Cet abandon de toute garantie d'instruction première est un fait très-grave et qui, dans un temps donné nuira sensiblement à la considération des deux professions [1].

Mais j'ai hâte d'arriver à quelques difficultés d'application que soulève le décret nouveau.

En présence de l'obligation du baccalauréat ès sciences faite aux élèves des écoles de pharmacie, et de l'exigence de cette obligation, à partir du 1er janvier prochain, je me demande s'il est possible que tous les aspirants au titre de pharmacien de première classe aient satisfait, avant le 1er janvier 1855, aux prescriptions du nouveau décret, et s'il ne faudra pas, à une très-grande partie de ces jeunes gens, renoncer à l'espoir et à l'honneur du titre de pharmacien de première classe.

J'appelle avec confiance l'attention du pouvoir sur cet état fâcheux qui frappe une jeunesse studieuse sans profit pour la société.

Autre difficulté dont un règlement d'admini-

---

[1] Cet oubli a été réparé, et le certificat de grammaire, s'arrêtant à la quatrième inclusivement, a été rendu obligatoire pour les pharmaciens de seconde classe et les officiers de santé.

stration nous donnera peut-être la solution, mais que, dans tous les cas, je crois devoir soumettre au ministre et aux directeurs des écoles de pharmacie.

Puisque trois années d'études, dans les écoles de pharmacie sont maintenant exigées de l'aspirant au titre de pharmacien de première classe, il faudra de toute nécessité diviser l'enseignement en trois années et partager les cours conformément au nouveau mode d'instruction.

Mais alors, comment les aspirants au titre de pharmacien de deuxième classe, qui n'ont à prendre que quatre inscriptions, soit un an de cours, recevront-ils l'instruction nécessaire?

Ou ils ne seront soumis qu'aux cours de première année, peu complets; ou il faudra établir, en leur faveur, des cours particuliers. La solution du problème paraît difficile sous toutes ses faces.

Mais, si l'on considère que les pharmaciens de deuxième classe auront la faculté d'exercer partout, comme le veut le décret, même à Paris[1], il est permis de prévoir que le vide se fera aux écoles

---

[1] Des décisions ultérieures ont défendu aux pharmaciens de deuxième classe d'exercer dans les trois départements où se trouvent les écoles supérieures.

sur les bancs de deuxième et troisième année. Les études pharmaceutiques sont, par leur nature, peu attrayantes; aussi, sauf quelques exceptions, le jeune homme qui pourra, pendant trois ans suivre des cours de facultés, choisira rarement la pharmacie. Dès lors, les écoles de pharmacie perdront de leur importance. Espérons que, tôt ou tard, les écoles de médecine et de pharmacie seront fondues en un même corps enseignant. Alors les habiles et illustres dignitaires de la rue de l'Arbalète trouveront des amphithéâtres dignes de leur renommée. Les corps médical et pharmaceutique ne formeront plus qu'une même famille; le même grade sera conféré par les deux diplômes.

J'évite à dessein la comparaison entre les frais sous l'ancienne loi et sous le décret nouveau. Du moment que le principe de *gratuité* ne prévaut pas, il est rationnel de former une échelle productive.

On ne se méprendra pas sur ma pensée : j'applaudis aux dispositions générales du décret, mais je signale consciencieusement les côtés qui me paraissent faibles ou fâcheux. Voici mon résumé.

Je voudrais :

1° Que les pharmaciens de deuxième classe et les officiers de santé fissent preuve d'une éducation première suffisante; par exemple, qu'ils eussent fait leur quatrième;

2° Que les élèves qui se sont fait inscrire comme bacheliers ès lettres, aux termes de l'ancienne législation ne pussent être atteints par le nouveau décret, en ce qu'il impose le baccalauréat ès-sciences;

3° Que les écoles de médecine et de pharmacie fussent fondues en un seul et même corps enseignant;

4° Que le titre de pharmacien de première classe fût remplacé par celui de docteur en pharmacie.

XI

DU BACCALAURÉAT ÈS LETTRES POUR LES ÉLÈVES EN PHARMACIE.

« Le décret organique de 1852 avait, pour les études universitaires, placé dans le même cadre les jeunes gens qui se destinaient, soit à la médecine, soit à la pharmacie, et le lien qui unit ces deux branches de l'art de guérir avait été par ainsi si bien resserré, qu'il semblait que toute modification à l'ordre établi devait s'adresser aux deux professions.

« Il n'en a rien été cependant; car, tandis que le corps médical s'applaudissait du rétablissement du baccalauréat ès lettres pour les siens, le corps pharmaceutique regrettait de se voir de nouveau séparé de la médecine, ou, pour mieux dire, relégué dans une position inférieure et indigne de la place que son savoir et son honorabilité lui assignent dans la société.

« Des doléances honorables et légitimes nous sont adressées sur ce sujet par notre excellent ami, M. Fumouze, dont la compétence est notoire en ces sortes de matières ; et il nous suffira, nous l'espérons, de leur donner toute notre publicité, pour que les gardiens naturels de la dignité pharmaceutique agissent auprès du gouvernement, afin d'obtenir pour les étudiants en pharmacie de première classe l'obligation du baccalauréat ès lettres en remplacement de celui ès sciences, et, par suite, la disparition de la ligne de démarcation que le décret du 23 août 1854 créait entre les deux branches de l'art de guérir.—*D*r *Roubaud.* »

Voici la lettre que nous a fait parvenir M. Fumouze :

« Mon cher docteur,

Fidèle à son titre, la *France médicale et pharmaceutique* a toujours également ouvert ses colonnes aux écrivains de la médecine et de la pharmacie; mais, hélas! ses nombreux lecteurs ont pu remarquer la rareté des articles se rattachant à l'art pharmaceutique, et je serai compris de tous quand je saisis l'occasion de remercier mon habile confrère et ami Favrot pour son précieux concours dans la rédaction de votre estimable journal.

Il faut bien le reconnaître, lorsque le corps médical est ou se croit atteint dans ses droits et priviléges, il ne forme qu'une voix pour défendre ses immunités, et cela est vraiment admirable. L'existence du médecin se passant au dehors, dans un frottement perpétuel avec toutes les classes de la société, en présence des misères et des douleurs, il reçoit le choc de toutes les passions humaines, et se trouve toujours sur le terrain de la lutte, génie du bien contre le génie du mal. Cela sert merveilleusement les instincts belligérants des critiques de la presse médicale. Toutes les feuilles ont leur ordre de bataille et font un feu roulant lorsqu'une question grave se débat. Ainsi l'avons-nous vu lors du projet d'association générale, aujourd'hui résolue, de même que dans la poursuite du rétablissement du baccalauréat ès lettres, tranchée par le décret du 23 août dernier :—professeurs, écrivains, simples praticiens, tous ont battu le fer, tous ont une part dans le succès. Ici, je me sens pris d'une grande douleur. Quand tout le corps médical était en mouvement, lorsque les commissions fonctionnaient avec ardeur, je n'ai pas lu dans les journaux de pharmacie un article, un mot, un vœu, qui appelât l'attention sur nous, tendant à conserver à la pharmacie, vis-à-vis de la médecine, l'égalité que lui ont donnée les lois, décrets et ordonnances, depuis tantôt vingt ans. Il semblerait que les vapeurs du fourneau, le *far-niente* un peu forcé de l'officine, aient paralysé les nobles instincts du pharmacien. L'agitation qui se fait autour de lui, les fissures qui menacent sa position le laissent insensible. Ne serai-je pas accusé de témérité en suppliant l'École de pharmacie d'abord, les écrivains des journaux professionnels ensuite, de monter sur la brèche? Mais trêve de réflexions; je passe aux faits.

Le décret du 10 avril 1852 établit deux ordres dans la médecine comme dans la pharmacie : le docteur et le pharmacien de première classe s'équivalent, ayant passé sur les mêmes bancs du lycée pour prendre le même grade, *baccalauréat ès sciences;* l'officier de santé et le pharmacien de deuxième classe se tiennent, de même, dans un cadre relativement inférieur.

Il arrivait ainsi que l'élève de l'une ou l'autre école qui voulait passer d'une carrière à l'autre, ou étudier dans les deux écoles à la fois, cet élève était toujours en mesure. Le décret qui rétablit le baccalauréat ès lettres pour les élèves en médecine *seulement* bouleverse la position : il faudra désormais que les élèves qui voudront étudier dans les deux écoles, aspirer aux deux diplômes, ou passer de l'une à l'autre, il faudra qu'ils prennent les deux baccalauréats *dans leur entier*. Or, si cela se fait sans trop de difficulté des lettres aux sciences, il n'en est jamais de même des sciences aux lettres.

Pourquoi, dès lors, ce qui a été fait pour les élèves en médecine ne s'appliquerait-il pas aux élèves en pharmacie? Disons tout. L'élève en pharmacie de première classe, qui passe trois ans sur les bancs de son école, est fort occupé la première année, un peu moins la seconde, à peine la troisième. La conséquence, c'est que beaucoup de ces élèves étudient concurremment aux écoles de médecine et de pharmacie, d'autant que les cours de la Sorbonne, du Jardin des Plantes, etc., s'appliquent également aux deux professions. — Désormais, cela sera impraticable.

Ne voyons-nous pas encore cette pléiade de

jeunes savants, pépinière de l'avenir, passer graduellement, de l'école de pharmacie à celle de médecine, pharmaciens des hôpitaux, agrégés à leur école, devenant docteurs en médecine, et concourant brillamment dans cette nouvelle carrière? S'il m'était permis de porter les yeux plus haut, j'apercevrais certainement des illustrations de la pharmacie, qui sont, un beau jour, devenus titulaires très-aimés des chaires de la Faculté de médecine.

Mais, si les lois et décrets séparent à nouveau les deux professions, grandissant l'une, amoindrissant l'autre; si enfin le décret du 23 août dernier n'est pas étendu à la pharmacie, la porte est fermée aux grandes émulations[1].

Si vous croyez que ces réflexions aient quelque valeur, vous leur donnerez une gracieuse hospitalité dans la *France médicale et pharmaceutique.* »

---

[1] Le baccalauréat ès lettres devrait être le seul imposé aux élèves, à la fin de leurs études. Les professions spéciales pourraient ensuite nécessiter des baccalauréats spéciaux; mais les élèves incertains sur le choix d'une carrière ne seraient pas arrêtés par la nature de leurs études universitaires. Avec le système actuel, celui qui a échoué dans ses examens pour certaines écoles, après avoir pris le grade de bachelier ès sciences, par exemple, ne pourra pas se faire inscrire à l'école de droit, non plus qu'à l'école de médecine.

XII

A PROPOS DES PRÊTE-NOMS[1].

A M. Fumouze, pharmacien, à Paris.

Mon cher confrère,

Lorsque des hommes comme vous, dont le nom fait autorité dans les questions professionnelles, prennent la plume ou la parole pour défendre une cause ou un principe, leur manière de voir a une telle force auprès de leurs confrères, qu'elle semble un axiome et paraît irréfutable. Cependant je ne puis laisser sans réponse l'article sur les *prête-noms*

---

[1] Je considère comme un devoir de publier cette lettre de M. Favrot, avec ma réponse, telles qu'elles ont paru dans *la France médicale et pharmaceutique*.

que vous venez de publier dans la *France médicale.*

C'est presque une question personnelle que je vais discuter avec vous, car c'est sous ma présidence que la Société de prévoyance des pharmaciens de la Seine a commencé son heureuse campagne contre les propriétaires de pharmacies dirigées par des prête-noms, vrai fléau de notre profession.

J'aborde immédiatement la discussion.

Vous dites : «Que le titre de prête-nom est pour ceux à qui on l'attribue un stigmate indélébile, et que cela tient à ce que l'on commet la faute de chercher les exemples sur les bancs de la police correctionnelle, lorsque la raison et l'équité voudraient qu'on examinât l'ensemble; faut-il induire de quelques indignités que le prête-nom est toujours hors la loi?»

Sans doute il serait souverainement injuste de considérer tous les prête-noms comme des gens sans honneur et sans dignité ; mais vous m'accorderez bien qu'il y en a eu, qu'il y en a peut-être même encore, et que tous sont hors la loi, puisque rien dans la loi n'autorise les prête-noms, et que même elle les défend implicitement.

Il y a, dites-vous, des situations où le prête-nom

est utile, respectable; et, à l'appui, vous citez deux exemples parmi plusieurs que vous auriez pu multiplier :

« Un pharmacien meurt, laissant un fils âgé de seize ans; sa veuve s'adresse à un jeune praticien nouvellement reçu : Voulez-vous, lui dit-elle, gérer la pharmacie jusqu'au jour où mon fils aura fini ses études et pourra exercer par lui-même? Qui oserait blâmer ces arrangements? Qui se déciderait à provoquer des rigueurs contre cette pieuse attention de la veuve, puisque la loi et la santé publique ont la garantie du diplôme du prête-nom? »

Si cette veuve n'avait aucun autre moyen de conserver la pharmacie de son mari et de défendre les intérêts de son fils orphelin, il serait souverainement injuste, cruel même, de la contraindre à une vente forcée ou d'exiger la fermeture de la pharmacie; mais la loi est tolérante et paternelle, puisqu'elle permet à la veuve de conserver la pharmacie pendant une année sans titulaire, sous la surveillance d'un pharmacien du voisinage. Vous vous rappelez, mon cher confrère, que vous et moi avons demandé, il y a longtemps déjà, que ce délai fût prolongé, vu son insuffisance.

Mais qui empêche cette veuve de proposer à ce jeune pharmacien dont vous parlez, non plus de gérer la pharmacie, à titre de prête-nom, c'est-à-dire avec un appointement fixe qui ne peut stimuler son zèle pour la bonne administration et la prospérité de la pharmacie qu'il dirige, mais de s'associer avec elle en apportant : lui son diplôme, son intelligence, son savoir ; elle l'officine que lui a léguée son mari ? Ne peut-elle pas limiter la durée de cette association à l'époque où son fils pourra reprendre la pharmacie de son père, conservée et peut-être améliorée par un homme qui a trouvé son intérêt dans sa prospérité, puisqu'il en a partagé les bénéfices.

Je prévois votre objection : une association exige une grande confiance dans celui avec lequel on fait un pareil contrat. Soit ; mais pourquoi voulez-vous que le public ait confiance dans le savoir, la capacité et la bonne direction de celui que vous voulez placer à la tête de votre pharmacie, si vous n'avez pas foi dans sa loyauté et dans sa moralité ? Craignez-vous de compromettre le nom et l'avenir de votre enfant en cas d'insuccès ? Pourquoi ne lui feriez-vous pas une vente à réméré, qui laisserait toute la responsabilité commerciale au titulaire ?

Ces deux modes de conservation d'une pharmacie sont à mon avis bien préférables, dans l'intérêt même de la veuve ; car si le prête-nom n'est pas intéressé lui-même à la prospérité de l'officine qu'il dirige, ne peut-il pas la compromettre?

J'ai connu un prête-nom qui avait eu le malheur d'empoisonner un enfant par inadvertance, et qui prit la fuite pour éviter des poursuites judiciaires, en laissant la pharmacie fermée. Qu'est devenue, dans ce cas, la garantie pour la veuve? qu'est devenue celle de la loi ou de la société qu'elle représente ?

Quant à l'autre exemple que vous citez d'un honorable pharmacien retiré des affaires, frappé dans sa fortune et secouru par un de ses parents, qui empêchait ce bienfaiteur, au lieu d'acheter une pharmacie pour lui et de la faire gérer par son protégé, dont il exige les économies annuelles, pour le rendre plus tard propriétaire lui-même de l'officine qu'il paye par annuités; qui l'empêchait, dis-je, d'en faire un associé ou de le commanditer ? C'eût été un témoignage de confiance qui eût honoré ce pharmacien, que vous dites très-recommandable ; il ne serait pas sous la dépendance de son bienfaiteur, et la loi trouverait dans sa pharmacie la garantie matérielle ajoutée à la garantie morale de son honorabilité.

Si la position de certaines individualités est très-digne d'intérêt, la société a besoin de garanties contre l'incapacité ou la négligence ; et le prête-nom qui n'est pas propriétaire ou copropriétaire de l'officine qu'il dirige ne présente pas celles que la loi exige.

Vous dites qu'on ne peut se méprendre sur votre pensée, qui consiste à *distinguer et à conserver le bon grain malgré l'ivraie;* mais vous n'indiquez pas par quel moyen on peut faire cette distinction ; et la Société de prévoyance de la Seine a eu bien souvent la preuve que l'ivraie est plus abondante que le bon grain, dans les poursuites qu'elle a exercées contre ces boutiques interlopes, indignes du nom de pharmacies.

Vous venez vous-même en aide à mon argumentation, quand vous défendez, à la fin de votre article, l'association *sérieuse;* si elle est possible dans le cas que vous indiquez, elle l'est dans tous selon moi ; et, en présence de l'abus que l'on a fait des prête-noms, ils doivent être repoussés sans aucune exception, aussi bien des officines des hôpitaux et hospices, où leur présence illusoire est condamnée par la justice et l'équité, que des pharmacies des veuves placées pendant un an sous la bienveillante protection de la loi.

Les ventes à réméré, les associations sérieuses, les commandites, voilà les moyens qui permettent aux veuves de conserver leurs pharmacies et aux pharmaciens sans fortune de gagner honorablement leur vie; mais la location d'un diplôme, quel que soit le prétexte sur lequel elle s'appuie, quel que soit le manteau sous lequel elle s'abrite, ne saurait être admise, parce qu'elle est indigne de celui qui en est titulaire, qu'elle n'offre à la société qu'une garantie insuffisante et qu'elle peut favoriser une honteuse spéculation.

Veuillez agréer, mon cher confrère, l'assurance de mes sentiments les plus distingués.

C. Favrot, pharmacien.

Paris, le 27 avril 1863.

A M. le rédacteur en chef de la FRANCE MÉDICALE ET PHARMACEUTIQUE.

Mon cher docteur,

J'apprécie à leur mérite, c'est-à-dire très-haut, les observations que mon confrère, M. Favrot, veut bien m'adresser dans votre dernier numéro.

Les questions professionnelles présentent des faces diverses, qui fixeront toujours la pensée de l'écrivain à la recherche de la vérité ; et c'est en cela que les journaux indépendants et sans préjugés, comme la *France médicale,* rendent des services exceptionnels, puisque toutes les opinions peuvent s'y produire, à la seule condition de respecter les principes de sage liberté sur lesquels la feuille a été créée.

Je ne veux pas discuter les observations de mon confrère ; son appréciation, sur le seul point où il annonce différer avec moi, est tellement respectable, même exagérée, que j'y applaudis sans réserve. Entre nous et sur nous, le lecteur décidera, et notre but sera atteint, si la santé publique et la pharmacie y trouvent leur compte.

Vous verrez, mon cher docteur, s'il n'y a pas nécessité de faire précéder mon article sur les *spécialités*, de cette courte épître, ne fût-ce que pour encourager les bons esprits à donner librement leur avis : la critique loyale encourage et ne fâche jamais.

Veuillez agréer l'assurance de mes meilleurs sentiments.

FUMOUZE.

FIN.

TABLE DES MATIÈRES.

Paris. — Imp. Bonaventure et Ducessois, quai des Augustins, 55.

ERRATA

Page 8, ligne 10, après ces mots: *Les médecins*, ajoutez ceux-ci : *et les pharmaciens*.

Page 28, ligne 28, au lieu de : *but*, lisez : *Le but*.

Page 53, dernière ligne, au lieu de : *Le pharmcien*, lisez : *Le pharmacien*.

Page [illegible]8, ligne 3, en remontant, au lieu de : *un produit*, lisez : *à un produit*.

Page 80, ligne 9, en remontant, au lieu de : *nullilés*, lisez : *nullités*.

Page 120, ligne 10, au lieu de : *Que la loi nous impose sur les poisons*, lisez : *Que la loi sur les poisons nous impose*.

Page 143, ligne 13, au lieu de : *Sans entraînemen*, lisez : *Sans entraînement*.

www.ingramcontent.com/pod-product-compliance
Lightning Source LLC
LaVergne TN
LVHW020019170826
845678LV00001B/43

* 9 7 8 2 3 2 9 7 9 6 8 2 6 *